Chronisch übersäuert?

Säure-Basen-Balance und Gesundheit

im Fona Verlag AG, CH-5600 Lenzburg

Lektorat: Walter Bauhofer
Gestaltung Cover und Inhalt: Dora Eichenberger-Hirter, Birrwil
Fotos: Bildnachweis beim Verlag
Lithos: Repro Schicker AG, Baar
Druck und Bindung: Kösel, Altusried-Krugzell

ISBN 3-03780-802-0

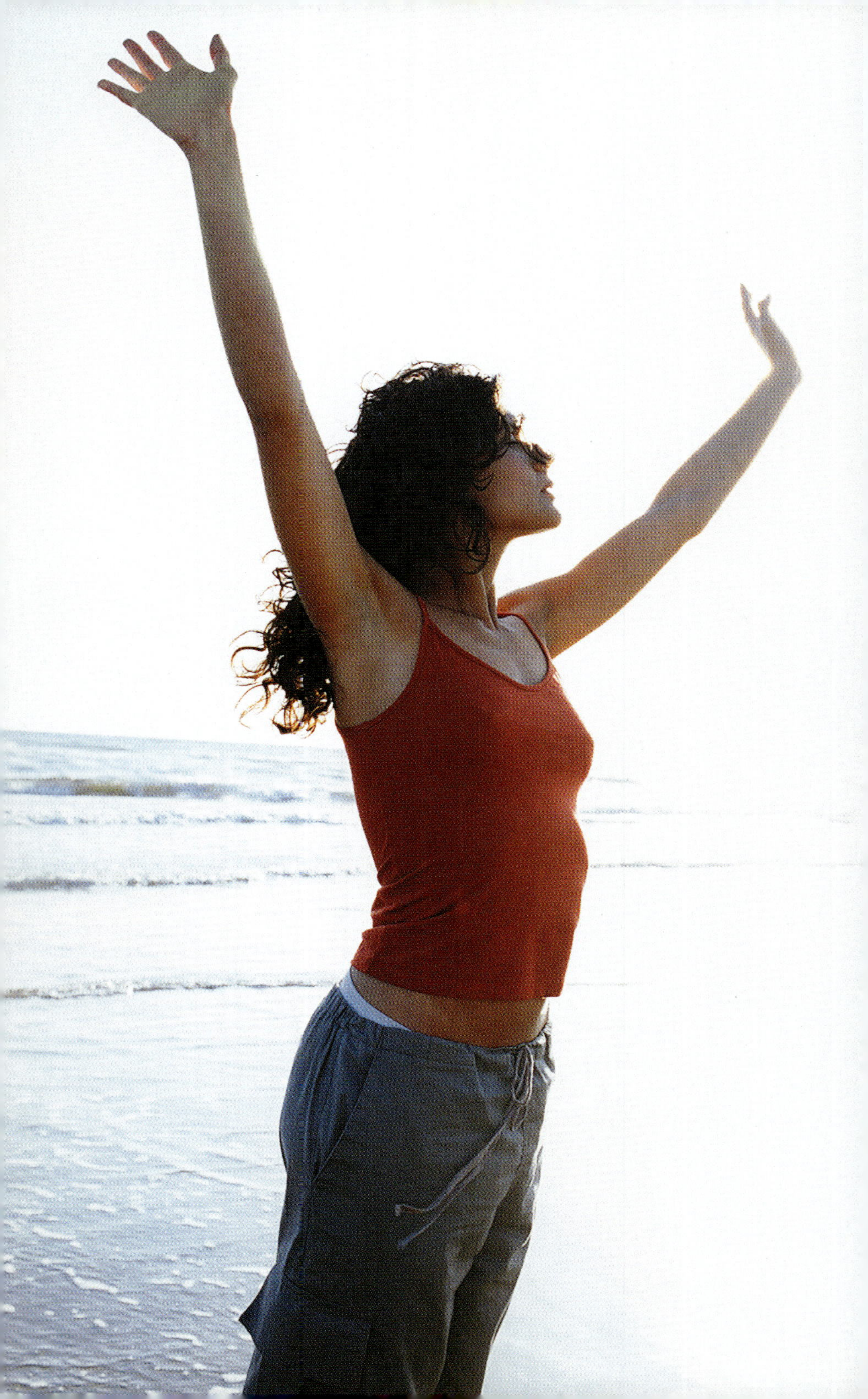

Dr. Thomas Goedecke
Prof. Dr. Jürgen Vormann

Chronisch übersäuert?

Säure-Basen-Balance und Gesundheit

FONAmec

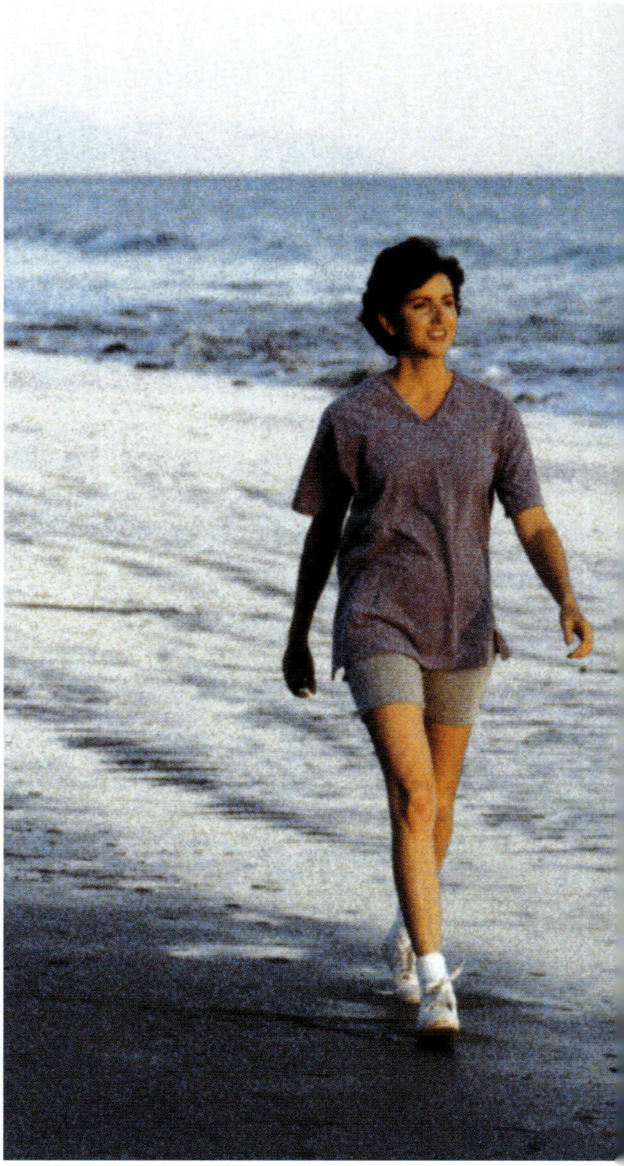

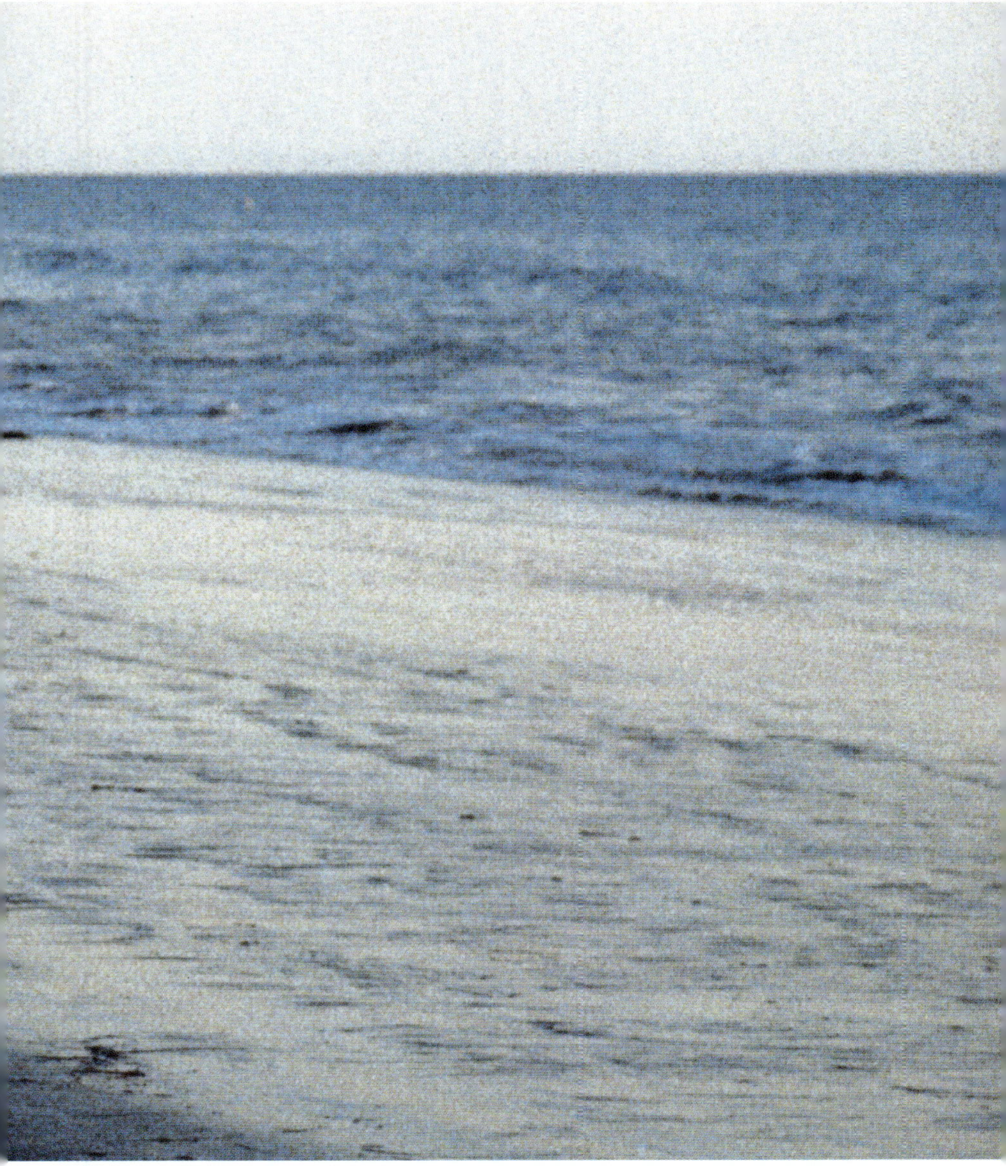

Inhaltsverzeichnis

Einleitung **12**
Der Säure-Basen-Haushalt aus der Sicht der Evolution **14**
Welchen Sinn hat eine konstante Säurekonzentration? **17**
Chemische Grundlagen **18**
Definition der Begriffe «Säure» und «Base» 18
Der pH-Wert 21
Physiologische Grundlagen **24**
Der physiologische pH-Bereich 24
Unsere Puffersysteme 26
Der Bikarbonat-Puffer 29
Die Regulation des Säure-Basen-Gleichgewichts 30
Verdauung und Säure-Basen-Haushalt 31
Magen 32
Darm 36
Störungen des Säure-Basen-Gleichgewichts **38**
Regulationsmechanismen 38
Die chronische Übersäuerung (latente Azidose) 40
Die Alkalose 41
Kompensation einer chronischen Übersäuerung 42
Die Niere passt sich der Situation an 43
Vermehrte Freisetzung von Mineralstoffen aus den Knochen 45
Einlagerung von Säure in das Bindegewebe 46
Die Ursachen einer chronischen Übersäuerung **48**
Einfluss der Ernährung 48
Tierisches oder pflanzliches Eiweiß? 52
Fasten und Abnehmen 54
Sauer und basisch wirkende Lebensmittel **56**
Welche Nährstoffe beeinflussen die Säure-Basen-Balance? 56
Nahrungsmitteltabelle 57
Gesundheitliche Folgen einer chronischen Übersäuerung **61**
Auswirkungen auf den Calcium- und den Knochenstoffwechsel 61
Effekt der Säure auf den Knochen 62
Osteoporose 64
Auswirkungen auf die Funktion des Bindegewebes 66
Chronische Rückenschmerzen 68
Rheumatoide Arthritis 69

Auswirkung auf die Bildung von Nierensteinen 71
Weitere gesundheitliche Aspekte 72
Alzheimer-Erkrankung – Amyloidose 72
Diabetes mellitus 74
Gicht 74
Cellulite 75
Methoden zur Bestimmung des Säure-Basen-Status 76
Welche Fragen Sie sich selbst stellen sollten 76
Analytische Methoden 77
Übersäuerung im Sport 80
Praktische Tipps 84
Tipps zur ausgewogenen Ernährung 84
Abnehmen im Einklang mit dem Säure-Basen-Haushalt 87
Neue Ernährungstheorien 90
Basische Nahrungsergänzungsmittel 92
Schlusswort 94
Weiterführende Informationen und Literatur 96
Glossar 100
Register 106

Einleitung

Der Begriff «sauer» ist in unserer Umgangssprache fest verankert. Neben der chemischen Bedeutung wird damit üblicherweise etwas Unangenehmes – insbesondere hinsichtlich der psychischen Verfassung – verbunden.
Man ist «sauer», weil man sich über etwas geärgert hat oder Dinge nicht so funktionieren, wie man es sich wünscht. In diesem Zusammenhang bedeutet «sauer» also etwas eher Negatives. Im Bereich der Ernährung wird der Begriff «sauer» anders zugeordnet. Unsere Geschmackssinne sind vorzüglich in der Lage, saure Bestandteile der Lebensmittel wahrzunehmen. Die Säure ist eines der wesentlichen geschmacksprägenden Merkmale. Unsere Geschmacksrezeptoren können nur salzig, süß, bitter und sauer voneinander unterscheiden. Zusammen mit der gleichzeitig stattfindenden Geruchswahrnehmung prägen diese vier Wahrnehmungsarten den «Geschmack» eines Lebensmittels. Ein gewisses Maß an Säure wird dabei von vielen Menschen als angenehm empfunden. Sauer schmeckende Lebensmittel sind auf unserem Speiseplan häufig vertreten, auch Genussmittel schmecken häufig sauer – wie z.B. der Wein. «Sauer macht lustig» ist eine Redewendung, die weitverbreitet ist und möglicherweise auf dem Genuss des früher oft sehr sauer schmeckenden Weins beruht.

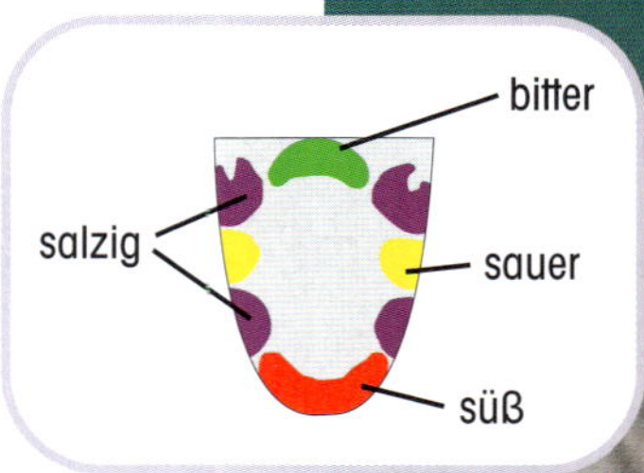

Die Geschmackssensoren unserer Zunge.

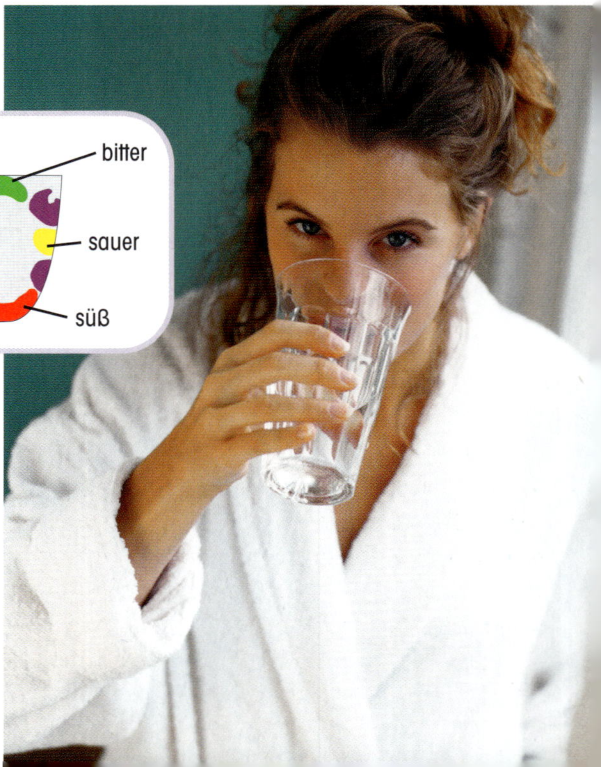

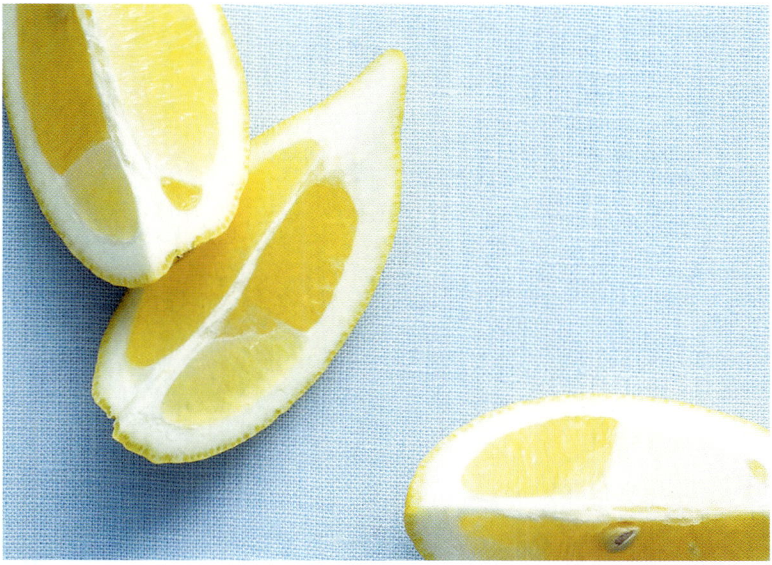

Bei manchen Lebensmitteln ist ein Übermaß an Säure mit unangenehmen Empfindungen verbunden. Lebensmittel mit hohem Gehalt an freier Säure führen zu heftigen Reaktionen – man denke daran, was man bei einem Biss in eine Zitrone empfindet. Die Fähigkeit, Säure zu schmecken, stellt neben der Geschmacksbedeutung einen wesentlichen Schutzfaktor dar. Ein Übermaß an Säure kann Verätzungen hervorrufen, vor denen uns unser Geschmack warnen kann.

Die an sich sinnvolle Funktion der Säure im Magen kann ebenfalls dazu führen, dass wir mit Säure Negatives verbinden. Ein unzureichender Verschluss des oberen Magenausgangs ermöglicht es, dass saurer Mageninhalt in die Speiseröhre aufsteigt. Diese Säure reizt die Oberfläche der Speiseröhre, wodurch es zu den Symptomen des «Sodbrennens» kommt.

Jeder ist somit in der Lage, mit dem Begriff «Säure» etwas zu verbinden. In wesentlich geringerem Umfang trifft das hingegen auf den Begriff «Base» zu. Dies lässt sich möglicherweise dadurch erklären, dass «Säure» mit einem starken Reiz bis hin zur Gefahr in Verbindung gebracht wird, wohingegen «Base» eher das Normale, Grundlegende, die Basis, das Fundament, darstellt. Chemisch gesehen ist eine Base im Prinzip als Gegenteil einer Säure zu verstehen (siehe Seite 18 ff.). Im sprachlichen Umgang bezeichnen die Begriffe «basisch» und «alkalisch» sowie «Base» und «Alkali» das Gleiche.

Der Säure-Basen-Haushalt aus der Sicht der Evolution

Schließt man die frühesten Vorformen – die Hominiden – ein, so bevölkern Menschen die Erde seit rund 4 Millionen Jahren, und seit ungefähr 120'000 Jahren gibt es den Homo sapiens. Praktisch während der gesamten Zeit der Evolution des Menschen hat dieser als Jäger und Sammler gelebt. Die ersten Ackerbaukulturen entwickelten sich vor etwa 10'000 Jahren im Zweistromland von Euphrat und Tigris, dem heutigen Irak. Neueste molekularbiologische Untersuchungen deuten allerdings darauf hin, dass die Menschen Mitteleuropas nicht direkt von diesen Kulturen abstammen, sondern vielmehr von Stämmen, die bereits vor 40'000 Jahren in Europa als Nomaden lebten. Die genetischen Unterschiede zwischen diesen Vorfahren und uns sind äußerst gering: Weniger als 0,1 % der genetischen Information hat sich in dieser Zeit verändert. Das bedeutet, dass praktisch alle physiologischen, biochemischen und auch psychologischen Prozesse, die in unserem Organismus ablaufen, noch immer an die Lebensbedingungen der Steinzeit angepasst sind. Aus diesem Grund ist auch unser gesamter Stoffwechsel noch an die Ernährungsbedingungen aus der evolutionsgeschichtlichen Zeit vor Einführung der Landwirtschaft angepasst.

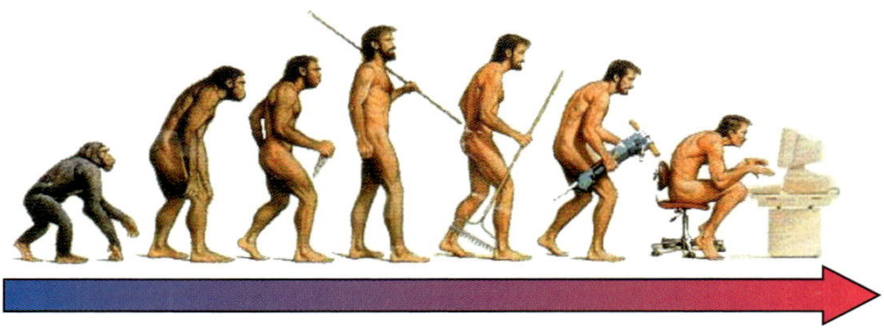

Ist da irgendetwas schief gelaufen?
Die Entwicklung des Menschen
vom Affen über den Steinzeitmenschen und
Ackerbauern bis heute.

Die Entdeckung des Ackerbaus hat dann jedoch in einem evolutionsgeschichtlich äußerst kurzen Zeitraum für dramatische Änderungen der Ernährungsweise gesorgt. Während unsere Vorfahren als Nomaden überwiegend von der Jagd, von Aas und frischer pflanzlicher Nahrung lebten, änderte sich die Zusammensetzung der Nahrung in den Ackerbaukulturen erheblich. Die Landwirtschaft machte Getreide und daraus hergestellte Produkte verfügbar, die auch heute noch einen hohen Anteil unserer täglichen Kalorienzufuhr ausmachen. Zusätzlich wurden Fette von Haustieren verfügbar. Ein weiterer wesentlicher Unterschied zur Steinzeit ist der Konsum von Milch und Milchprodukten.

Umfangreiche Untersuchungen zeigen, dass der Proteinverzehr in der Steinzeit bis zu dreimal höher war als heute. Dieser hohe Anteil von Protein in der Nahrung könnte eine erhebliche Belastung des Säure-Basen-Haushalts mit sich gebracht haben, da Protein für den Organismus sauer wirkt (siehe Seite 48 ff.). Berücksichtigt man jedoch, dass neben Protein vor allem frische pflanzliche Nahrung (Obst, Früchte, Blätter) verzehrt wurde, so stellt sich heraus, dass die Nahrung der Steinzeit insgesamt eher basenüberschüssig war, da die verfügbare pflanzliche Nahrung einen deutlichen Basenüberschuss enthielt. Ein ganzer Wissenschaftszweig, bestehend aus Anthropologen, Evolutionsbiologen, Medizinern und Ernährungswissenschaftlern, beschäftigt sich seit einiger Zeit intensiv mit der «Steinzeiternährung» und den Auswirkungen, die sich aus der veränderten Nahrungsauswahl in der Gegenwart ergeben. So konnte etwa gezeigt werden, dass bei einem Großteil der damals möglichen «Steinzeitmenüs» dem Körper insgesamt ein Überschuss an Basen zugeführt wurde. Im Mittel wurde mit dieser Art der Ernährung ein täglicher Basenüberschuss von ca. 80 Milliäquivalenten (meq) verzehrt. Dagegen zeichnet sich die heute übliche Ernährung wegen des hohen Protein- und Getreideanteils durch ein Übermaß an Säure aus und liefert einen durchschnittlichen Säureüberschuss von 50–100 meq pro Tag.

Bedenkt man nun, dass sich unsere Stoffwechselfunktionen seit der Steinzeit nicht verändert haben, so lässt sich daraus schließen, dass unsere physiologischen Abläufe eher an einen Basenüberschuss als an einen Säureüberschuss angepasst sind.

Natürlich kann man allein aus der Tatsache, dass sich die Säurezufuhr durch die veränderte Nahrungsauswahl erhöht hat, nicht ohne weiteres auf damit verbundene gesundheitliche Beeinträchtigungen schließen. Im weiteren Verlauf dieses Buches wird der langfristig negative Effekt dieser veränderten Säurebelastung auf die Gesundheit jedoch deutlich werden.

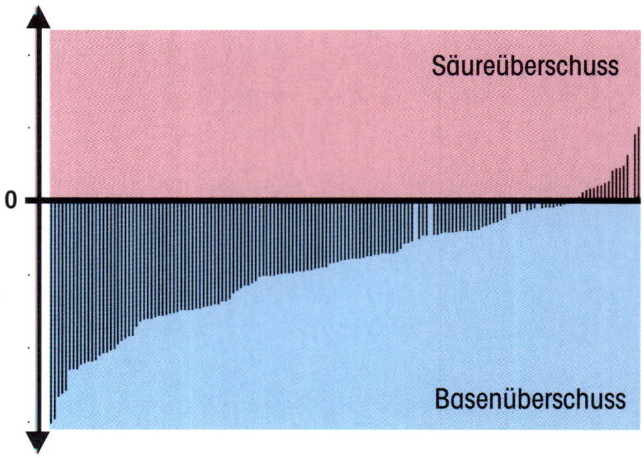

Die Ernährung unserer steinzeitlichen Vorfahren vor Beginn der Landwirtschaft war zu 90 % basenüberschüssig (blaues Feld). Die Abbildung zeigt die tägliche Säurebildung von 159 verschiedenen steinzeitlichen Ernährungsformen in von links nach rechts aufsteigender Reihenfolge.

Welchen Sinn hat eine konstante Säurekonzentration?

Die Säurekonzentration in den verschiedenen Körperbereichen muss in sehr engen Grenzen konstant gehalten werden. Wesentliche Änderungen rufen eine Beeinflussung der räumlichen Gestalt von Proteinen hervor, wodurch sich deren biologische Funktion ebenfalls deutlich verändert. So wird etwa die Aktivität von Enzymen, den Katalysatoren für Stoffwechselreaktionen, erheblich durch die Säurekonzentration der Umgebung bestimmt. Auch die Bindung von Mineralstoffen wie Calcium oder Magnesium an biologische Strukturen ist wesentlich von der Säurekonzentration abhängig. Generell werden bei geänderter Säurekonzentration praktisch alle physiologisch-biochemischen Funktionen in ihrer Aktivität gehemmt oder aktiviert. Eine derart massive Beeinflussung ist für den Organismus nicht tolerierbar und muss unter allen Umständen vermieden werden. Das oberste Ziel hinsichtlich der Regulation der Säurekonzentration ist deshalb die Konstanthaltung. Das ist vergleichbar mit der Konstanthaltung der Körpertemperatur; auch hier sind nur geringfügige Schwankungen mit dem Leben vereinbar. Wird es zu warm, beginnen wir zu schwitzen, und bei Kälte produzieren wir durch Zittern selbst Wärme. In vergleichbarer Weise muss unser Organismus ein Zuviel an Säure neutralisieren oder zwischenlagern und bei zu wenig Säure vermehrt Basen ausscheiden.

Hinsichtlich des Säure-Basen-Haushalts ist es nicht sinnvoll, einseitig nur die Zufuhr von Säuren zu betrachten, ohne die zugeführte Menge von Basen zu berücksichtigen. Entscheidend für das Gleichgewicht in unserem Organismus ist nicht die Höhe des Verzehrs von Säuren oder Basen allein, sondern der sogenannte Netto-Effekt, denn eine hohe Zufuhr von Säure kann durch eine hohe Zufuhr von Basen kompensiert werden. Entscheidend ist also immer die Bilanz von Säure- und Basenzufuhr. Im Verlauf unserer Ausführungen sind die im Sprachgebrauch nebeneinander verwendeten Begriffe «Säure-Basen-Haushalt» und «Säure-Basen-Balance» daher gleichzusetzen mit der Säure-Basen-Bilanz.

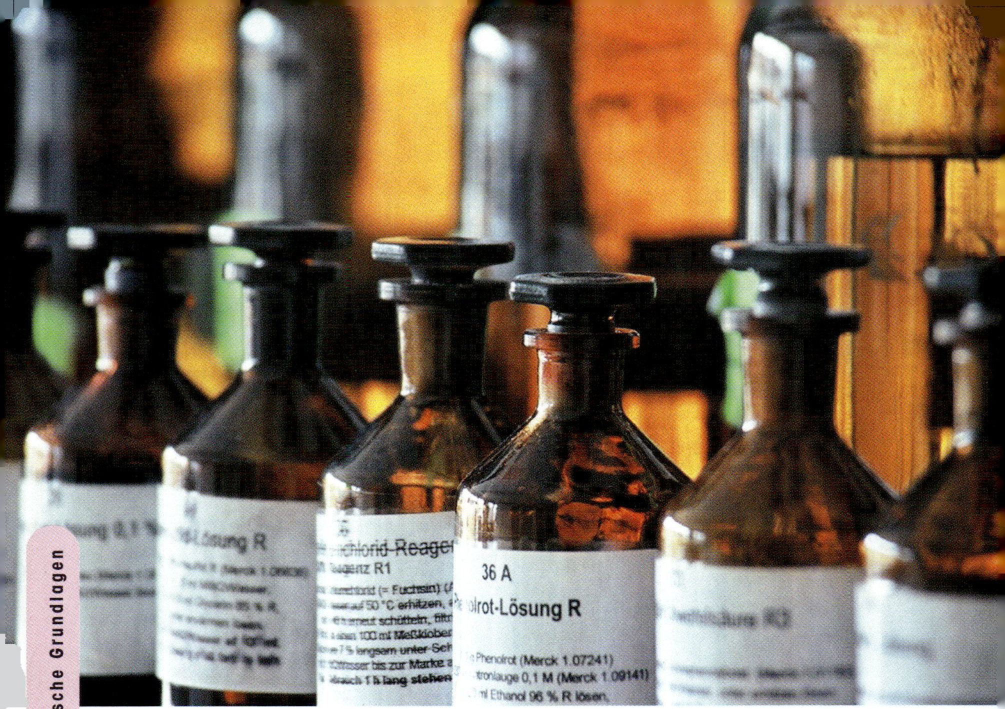

Chemische Grundlagen

Vielleicht haben Sie aus dem Chemieunterricht noch eine Vorstellung, worum es sich bei Säuren und Basen im chemischen Sinn handelt. Zum Verständnis der Säure-Basen-Thematik ist ein kurzer Abriss der chemischen Definition aber unumgänglich, auch wenn es sich dabei um ein im Allgemeinen wenig beliebtes Gebiet handelt. Das folgende Kapitel beleuchtet die Begriffe Säure und Base und die chemische Wechselwirkung zwischen den beiden.

Definition der Begriffe «Säure» und «Base»

Eine chemische Verbindung wird als Säure bezeichnet, wenn sie in der Lage ist, sich in einer wässrigen Lösung in positiv geladene Wasserstoffionen (auch als H^+-Ionen oder Protonen bezeichnet) und einen negativ geladenen «Säurerest», das Säureanion, aufzuspalten. Dieser Vorgang wird Dissoziation (Aufspaltung) genannt und läuft auch in umgekehrter Form ab: Der negativ geladene Säurerest kann selbst wieder Wasserstoffionen aufnehmen und wird aufgrund dieser Eigenschaft als Base bezeichnet. Basen sind also definitionsgemäß Stoffe oder Verbindungen, die in einer wässrigen Lösung Wasserstoffionen aufnehmen. Die Eigenschaften Säure und Base sind daher eng miteinander verknüpft. Am Beispiel des Wassers soll dies näher veranschaulicht werden.

Da der menschliche Körper zu 70 % aus Wasser besteht, laufen sämtliche chemische Reaktionen in wässriger Umgebung ab. Das Wassermolekül H_2O besteht aus einem Sauerstoff- (O) und zwei Wasserstoffatomen (H). Allerdings liegen im Wasser niemals alle Moleküle als H_2O, sondern stets zu einem geringen Anteil auch in Form geladener Teilchen (Ionen) vor. Diese werden als Wasserstoffionen (H^+) und Hydroxidionen (OH^-) bezeichnet. Wendet man nun die obige Begriffsdefinition für Säuren auf das Wasser an, lässt sich die folgende Gleichgewichtsreaktion formulieren:

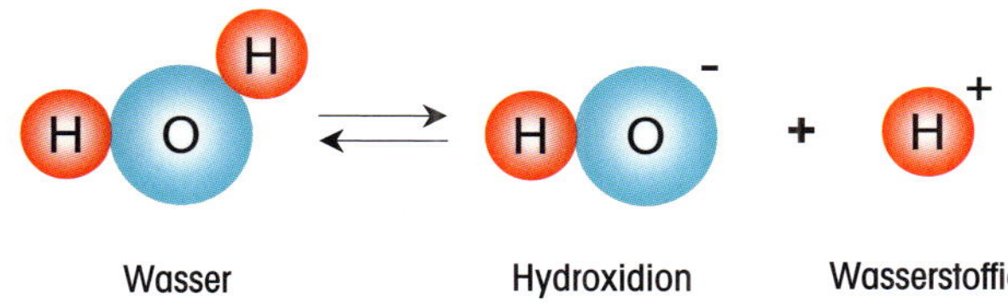

Ein Molekül Wasser spaltet also ein Wasserstoffion ab, und es entsteht gleichzeitig ein Hydroxidion. Die beteiligten Reaktionspartner stehen dabei in einem Gleichgewicht, das nach beiden Seiten hin verschoben werden kann. Dies wird durch den Doppelpfeil symbolisiert. Wasser ist nach obiger Definition also eine Säure. Wie Sie wissen, ist Wasser aber neutral!
Und das liegt daran, dass Wasser gleichzeitig in der Lage ist, als Base zu fungieren, das heißt es kann umgekehrt auch Wasserstoffionen aufnehmen. Dabei entsteht ein sogenanntes Hydroniumion (H_3O^+):

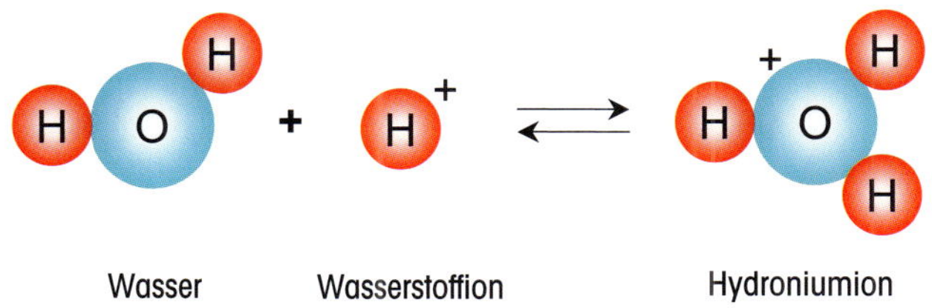

Da im menschlichen Organismus alle Reaktionen in wässriger Umgebung ablaufen, wird anstelle des zutreffenden, jedoch komplizierten Ausdrucks Hydroniumion einfach von Wasserstoffionen oder Protonen (H^+) gesprochen, die so dargestellt in freier Form nicht existieren.

Fasst man die beiden dargestellten Reaktionen des Wassers in einer Gleichung zusammen, ergibt sich daraus:

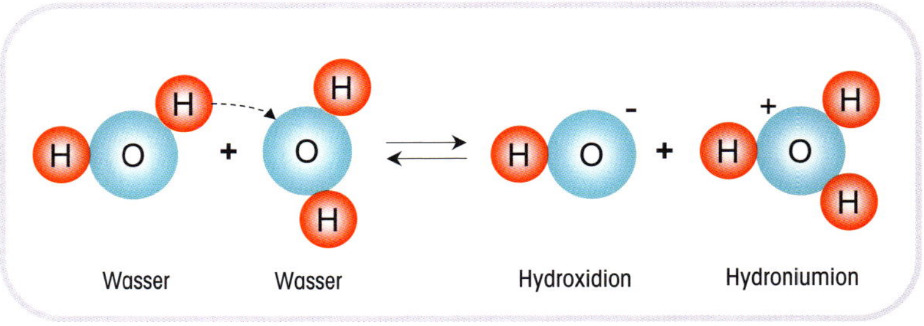

Wasser ist also beides, Säure und Base, und reagiert mit sich selbst, auch wenn diese Eigenschaft nur minimal ausgeprägt ist. In einem Liter reinen Wassers liegen bei 25 °C jeweils genau 10^{-7} mol Wasserstoffionen und Hydroxidionen vor. Wasser ist also – so wie von uns wahrgenommen – neutral.

Bei echten «Säuren» befinden sich sehr viel mehr freie Wasserstoffionen in der Lösung (z. B. Essig), die sauer reagieren und von den Geschmacksknospen auf der Zunge auch deutlich als sauer wahrgenommen werden. Sehr starke Säuren wie etwa die Salzsäure (HCl) geben ihre Protonen fast vollständig an die umgebende wässrige Lösung ab und zeigen keinerlei Tendenzen, die umgekehrte Reaktion einzugehen, also die Wasserstoffionen wieder aufzunehmen. Bringt man allgemein ausgedrückt eine Säure (A-H) mit Wasser in Verbindung, gibt sie Wasserstoffionen (H^+) an das Wasser ab und es entstehen ein negativ geladener Säurerest (A^-) und ein Wasserstoffion (H^+).

Die Konzentration der freien Wasserstoffionen ist ein Maß für den Säuregehalt einer Lösung. Je mehr Wasserstoffionen in einer wässrigen Lösung freigesetzt werden, desto stärker ist die Säure.

Basen sind die Gegenspieler der Säuren. Basen werden auch als Laugen oder Alkali bezeichnet und sind nach der Definition in wässriger Lösung Stoffe oder Verbindungen, die in der Lage sind, Wasserstoffionen aufzunehmen. Bringt man allgemein ausgedrückt eine Base (B) mit Wasser in Verbindung, entreißt sie Wassermolekülen ein Wasserstoffion (H^+), und übrig bleibt ein Hydroxidion (OH^-).

Die Konzentration der freien Hydroxidionen ist ein Maß für den Basengehalt einer Lösung. Je mehr Hydroxidionen in einer wässrigen Lösung freigesetzt werden, desto stärker ist die Base.

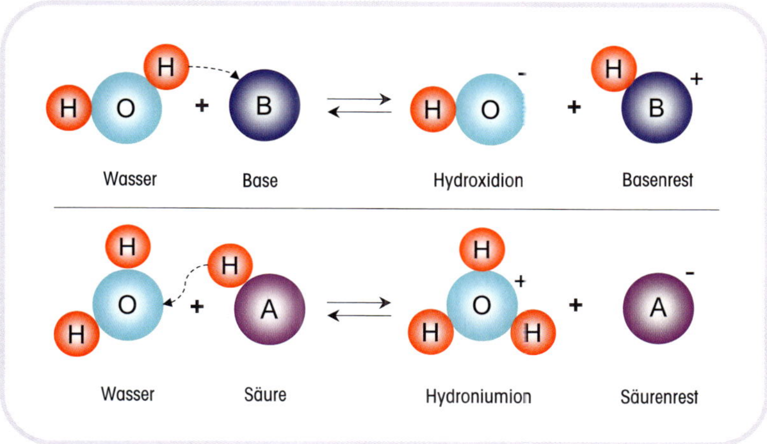

Eine relativ schwache Base ist z. B. das Calciumcarbonat, aus dem der Kalk besteht. In wässriger Lösung ist die Dissoziation nur schwach; es entstehen wenig Hydroxidionen. Natronlauge bzw. Natriumhydroxid (NaOH) hingegen ist eine starke Base, die in Wasser eine um das Zehntausendfache höhere Menge an Hydroxidionen freisetzt.

Zusammengefasst: Es sind in einer wässrigen Lösung also drei Arten von Reaktionen denkbar: sauer, basisch und neutral. Da Wasser neutral reagiert, können sowohl Säuren wie Basen mit Wasser verdünnt und in ihrer Wirkung abgeschwächt werden.

Der pH-Wert

Wie bereits erwähnt, sind wir Menschen mit einem Geschmackssinn für sauer ausgestattet; wir wissen sofort, ob etwas sauer schmeckt oder nicht. Leider hat die Natur uns jedoch nicht mit einem Geschmackssinn für basisch ausgestattet. Erklärbar ist dies damit, dass Säure für den Organismus auch in geringer Konzentration schädlich ist und die Natur uns daher mit einem Warnsystem versehen hat, das wir für Basen eben nicht benötigen, da unser Stoffwechsel überwiegend im schwach basischen Bereich abläuft. Allerdings sind stärkere Basen ebenso gesundheitsgefährdend wie stärkere Säuren – es kommt also entscheidend auf die Menge an!

Die Stärke einer Säure entspricht der Konzentration von Wasserstoffionen, die in wässriger Lösung freigesetzt werden. Der pH-Wert (aus dem Lateinischen, von «potentia hydrogenii» abgeleitet) ist ein Maß für diese Konzentration. Stark saure Lösungen sind durch eine hohe Konzentration an Wasserstoffionen gekennzeichnet; mit abnehmender Säurestärke wird sie geringer, und im basischen Bereich ist sie so gering, dass die Konzentration der Hydroxidionen überwiegt. Um eine leicht anwendbare Messskala zur Verfügung zu haben, wird die Wasserstoffionen-Konzentration mathematisch als negativer dekadischer Logarithmus dargestellt: $pH = - \log(H^{+})$ mol/l.

pH bedeutet also die Zehnerpotenz der Wasserstoffionen-Konzentration mit umgekehrtem Vorzeichen. Ein Beispiel soll dies verdeutlichen: Ein Liter Wasser enthält 10^{-7} mol Wasserstoffionen. Formuliert man dies nach obiger Gleichung um, ergibt sich $pH = - \log 10^{-7} = 7$. Der pH-Wert von neutralem Wasser beträgt also 7. Somit ist pH 7 gleichzeitig der Neutralpunkt auf der von 0 bis 14 reichenden pH-Skala. Werte unter 7 sind gemäß der Definition dem sauren Bereich, Werte über 7 dem basischen Bereich zugeordnet.

Eine mathematische Potenz setzt sich aus einer Zahl (Basis) und einer Hochzahl (Exponent) zusammen. Beispiel 10^{3}, 10 ist die Basis, 3 der Exponent. Der Ausdruck beschreibt, wie oft die Zahl mit sich selbst multipliziert wird: $10 \times 10 \times 10 = 10^{3} = 1000$. Der Logarithmus gibt dabei den Exponenten wieder, bezogen auf die Basis 10, z. B. $\log 10^{3} = 3$.

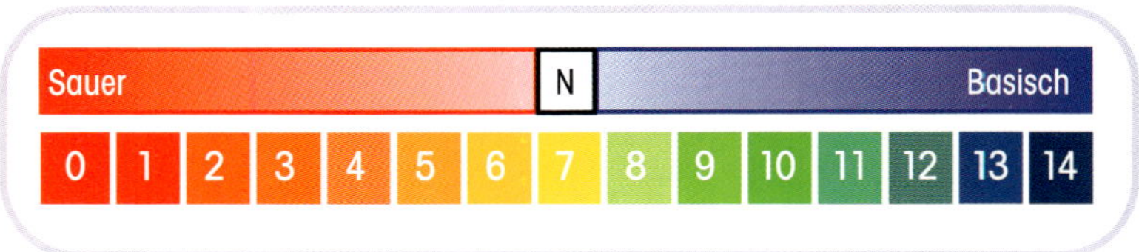

Die pH-Skala, dargestellt am Farbspektrum des Lackmus-Indikators.
pH-Werte < 7 liegen definitionsgemäß im sauren, pH-Werte > 7 im basischen Bereich. Der Wert 7 ist neutral (N).

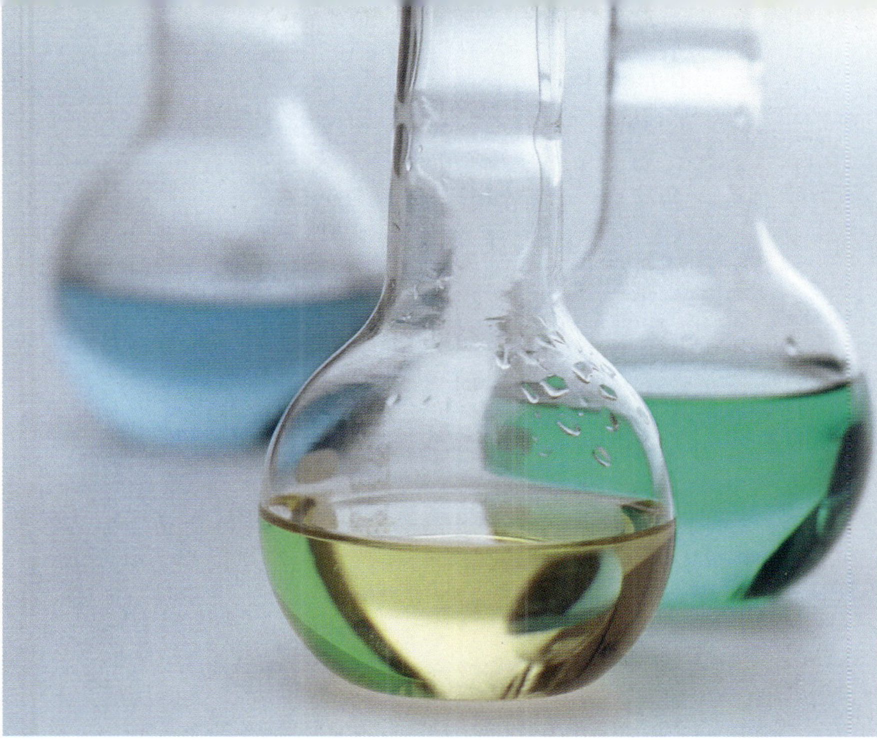

Aufgrund dieser Art der Darstellung wird nun auch klar, warum sich der Säuregehalt von pH-Stufe zu pH-Stufe um den Faktor 10 ändert, d.h. weshalb eine Abnahme des pH von 4 auf 3 eine Zunahme der Wasserstoffionen-Konzentration um das Zehnfache bedeutet. Dasselbe gilt für den basischen Bereich; eine pH-Erhöhung von 10 auf 12 entspricht also einer Änderung um zwei Zehnerpotenzen und somit einer hundertmal geringeren Konzentration von Wasserstoffionen in der Lösung.

Die Messung des pH-Wertes erfolgt heute in der Laborpraxis mit präzisen elektrochemischen Methoden, auf die an dieser Stelle nicht weiter eingegangen werden soll. Eine sehr viel einfachere Methode ist die Bestimmung des pH-Wertes mit Indikatorpapier, das mit einem Farbstoff (z. B. Lackmus, ein blauer Farbstoff aus Flechten) als Indikator getränkt ist. Der Indikator verändert je nach Wasserstoffionen-Konzentration bzw. Säuregrad der zu messenden Flüssigkeit seine Farbe. Einfache Papierstreifen oder Teststäbchen sind mit dem Indikator imprägniert und werden kurz in die zu messende Flüssigkeit eingetaucht, anschließend wird der pH-Wert mit Hilfe einer standardisierten Farbvergleichsskala auf der Packung unmittelbar abgelesen. Mit dieser Methode kann der pH-Wert hinreichend genau bestimmt werden.

Physiologische Grundlagen

Der physiologische pH-Bereich

Die Säure-Basen-Verhältnisse in unserem Körper sind nicht als starres System zu sehen, sondern vielmehr als ein sich in ständiger Bewegung befindliches dynamisches Fließgleichgewicht, das bestrebt ist, möglichst stabile pH-Verhältnisse aufrechtzuerhalten. Mit anderen Worten: zwar ändert sich die absolute Menge von Säuren und Basen in unserem Körper laufend; der pH-Wert in den verschiedenen Organen und Geweben sowie des Blutes bleibt jedoch nahezu konstant. Und dies macht Sinn, denn in jedem Organ bzw. jedem Stoffwechselabschnitt ist die Einstellung eines bestimmten pH-Bereichs für optimale Verhältnisse notwendig. Jede der vielfältigen chemischen Reaktionen, die permanent ablaufen und unser Leben ausmachen, benötigt unterschiedliche Reaktionsbedingungen. Wenn wir also vom physiologischen Säure-Basen-Gleichgewicht bzw. einem intakten Säure-Basen-Haushalt sprechen, meinen wir damit, dass die spezifischen pH-Bedingungen der verschiedenen Funktionseinheiten unseres Körpers eingehalten werden. Denn nur unter dieser Voraussetzung kann der Stoffwechsel optimal arbeiten und sind wir gesund. Befinden sich Säuren und Basen im Ungleichgewicht, muss der Körper zusätzliche Energie aufwenden, um entgegenzusteuern. Je stärker ausgeprägt dabei der Ungleichgewichtszustand zwischen Säuren und Basen ist, desto eher werden schließlich die Grenzen des physiologischen pH-Bereichs überschritten und bricht das System zusammen.

	pH
Blutplasma	7,35 – 7,45
Magensaft	1,2 – 3,0
Darmsekret (Pankreassekret)	8
Galle	7,4 – 7,7
Urin	5 – 8
Speichel	6,8
Gehirnflüssigkeit (Liquor)	7,4
Gelenkflüssigkeit	7,4 – 7,8

pH-Werte verschiedener Körperflüssigkeiten.

Am besten lässt sich dies am Beispiel des Blutes veranschaulichen. Der pH-Wert von Blut beträgt im Mittel 7,4. Dies entspricht einer Wasserstoffionen-Konzentration von 4×10^{-8} mol pro Liter. Die Grenzen sind dabei sehr eng im schwach basischen Bereich zwischen pH 7,35 und pH 7,45 gesteckt. Dies ist der Bereich, in dem das Blut seine Hauptaufgabe, Sauerstoff und Nährstoffe in alle Bereiche des Organismus zu transportieren, optimal erfüllt. Bei kleinsten Abweichungen verändert sich die Struktur der roten Blutkörperchen, die den Sauerstoff in der Lunge aufnehmen und zu den Zellen weitertransportieren, in dem Maß, dass die Sauerstoffbindung abnimmt und weniger Sauerstoff zu den Zellen gelangt. Umgekehrt hat das Blut auch die Aufgabe, Abfallprodukte des Stoffwechsels aus den Zellen aufzunehmen und zu den Ausscheidungsorganen Niere, Leber und Lunge zu transportieren. Damit alle diese lebenswichtigen Aufgaben erledigt werden können, muss der spezifische pH-Bereich des Blutes unter allen Umständen aufrechterhalten werden.

Ein weiteres Beispiel ist unser Stoffwechsel. Sämtliche Stoffwechselvorgänge werden durch Enzyme katalysiert, d. h. am Laufen gehalten. Enzyme sind hochsensible Funktionseinheiten und als Katalysatoren an einzelnen Stoffwechselreaktionen beteiligt. Enzyme arbeiten nur bei einem spezifischen pH-Wert optimal. Denn die räumliche Anordnung der aus Eiweißmolekülen aufgebauten Enzyme und somit auch ihre Aktivität sind empfindlich abhängig vom pH-Wert der Umgebung. Dasselbe gilt auch für Transporteiweiße im Blut (z. B. Albumine), für die räumliche Struktur von Zellbestandteilen und von Stützeiweißen des Bindegewebes. Das Binde- oder Stützgewebe füllt die Räume zwischen den Organen aus und durchzieht diese als Gerüst.

Bereits geringe Abweichungen von der physiologischen Säurekonzentration führen zu ernsthaften Funktionsausfällen des Stoffwechsels und der beteiligten Organe und damit auch zu Veränderungen der Elektrolytverteilung. Deshalb muss für einen reibungslosen Ablauf dieser Vorgänge sowohl innerhalb als auch außerhalb der Zellen der physiologische pH-Bereich zu jeder Zeit eingehalten werden.

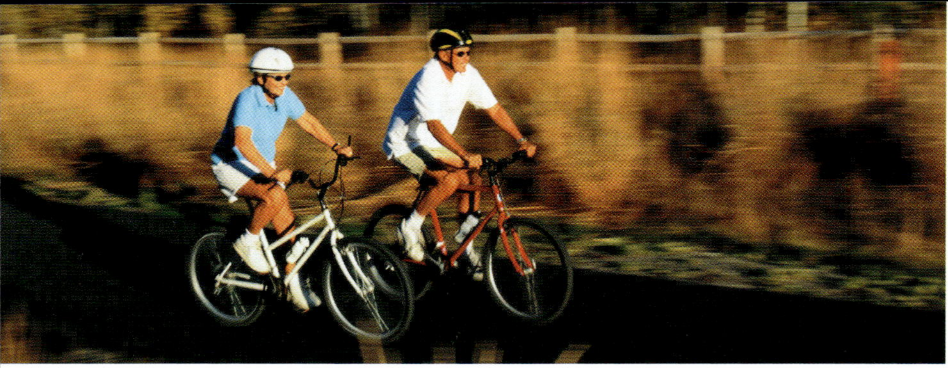

Unsere Puffersysteme

Damit es in unserem Körper nicht zu schädlichen pH-Änderungen kommt, sind wir mit einem überaus leistungsfähigen Puffersystem ausgestattet. Puffer sind Schutzvorrichtungen, die Entgleisungen des pH-Werts in den Körperflüssigkeiten und in den Zellen abfangen, ähnlich wie ein Stoßdämpfer im Auto Erschütterungen abfedert. Im chemischen Sinne versteht man unter einem Puffer ein System, das in der Lage ist, etwa eine bestimmte Menge zugegebener Säure bzw. Base durch Bindung an den Puffer abzufangen. Das Besondere dabei ist, dass umgekehrt bei Abnahme z. B. der Wasserstoffionen-Konzentration in der Lösung die an den Puffer gebundenen Wasserstoffionen wieder freigesetzt werden können und dadurch der pH-Wert nahezu konstant bleibt. Die Zugabe von Säure in eine gepufferte Lösung oder die Verdünnung mit Wasser führt zu einer Änderung der verfügbaren freien Bindungskapazitäten des Puffers für Wasserstoffionen, jedoch nicht zu einer wesentlichen Änderung des pH-Wertes. Gleiches gilt umgekehrt für Basen bzw. Hydroxidionen.

Die abgebildete Pufferwaage soll dies am Beispiel A^-/A-H verdeutlichen. A^- steht z. B. für Acetat, das Anion der Essigsäure, und A-H für Essigsäure. Solange die Puffersubstanz A^- in ausreichenden Mengen vorhanden ist, ändert sich bei der Zugabe von Säure zwar das Mengenverhältnis von A-H zu H^+, jedoch kaum der pH-Wert. Erst durch die Zugabe größerer Mengen an Säure wird dieser Effekt aufgehoben; die Pufferkapazität des Systems ist erschöpft. Eine weitere Säurezugabe führt dann zu deutlichen pH-Änderungen. Neben der absoluten Säurekonzentration ist also die Puffermenge bzw. die freie Pufferkapazität entscheidend dafür, wie lange der pH-Wert konstant gehalten werden kann und bis zu welcher Säurebelastung es noch nicht zu schädigenden Effekten kommt. Genau dasselbe Prinzip gilt für die Pufferung im basischen Bereich, mit dem Unterschied, dass Hydroxidionen (OH^-) an die Puffersubstanz, die in diesem Fall eine Säure ist, gebunden werden.

Schematische Darstellung des Pufferprinzips mit der Pufferwaage.
A^- ist die Puffersubstanz, die als Base in der Lage ist, Säure (H^+) aufzunehmen. A-H entspricht der Säure, die mit der Pufferbase A^- (Säureanion) zunächst im gleichen Mengenverhältnis vorliegt (1). Wird Säure (H^+) hinzugefügt, ändert sich zwar das Verhältnis von A^-/A-H, jedoch kaum der pH-Wert (grüne Skala) der Lösung (2). Gleiches gilt, wenn umgekehrt H^+ entfernt wird (3).

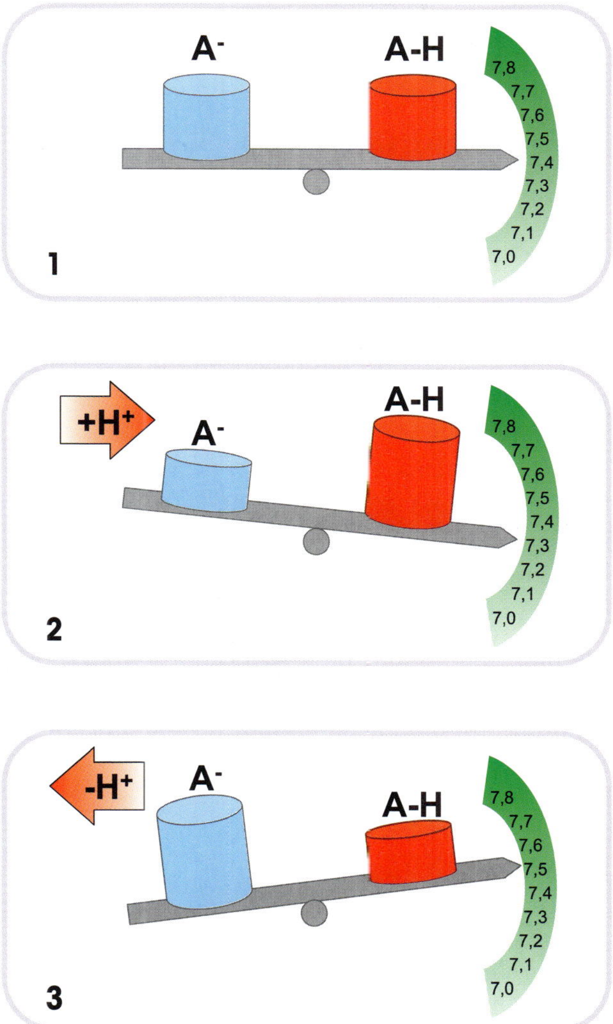

Kommen wir nun zurück auf die Verhältnisse in unserem Körper. Damit es zu keinen pH-Entgleisungen in Blut und Gewebe kommt, sorgen umfangreiche Puffersysteme für einen nahezu konstanten pH-Wert innerhalb sehr enger Grenzen (zwischen 7,35 und 7,45). An der Aufrechterhaltung des Blut- und Gewebe-pH sind vorwiegend folgende Puffersubstanzen beteiligt (Anteil an der Gesamtpufferleistung in %):

Bikarbonat-Puffer	(52 %)
Hämoglobin-Puffer	(31 %)
Protein-Puffer	(15 %)
Phosphat-Puffer	(2 %)

Die Puffersysteme binden und neutralisieren je nach Belastung überschüssige Säuren oder Basen und entziehen ihnen auf diese Weise zunächst den Einfluss auf den Stoffwechsel. Sinkt die Säure- oder die Basenkonzentration später wieder ab, können die an den Puffer gebundenen Wasserstoff- bzw. Hydroxidionen wieder freigesetzt werden, und dies ohne nennenswerte pH-Änderung. Um die Pufferkapazität und damit die Funktionsfähigkeit des Systems langfristig zu erhalten, müssen die Puffersysteme ständig regeneriert werden. Man könnte dies z. B. mit der Regeneration von Ionentauschern vergleichen, die zur Herstellung von entmineralisiertem Wasser verwendet werden und die irgendwann mit Mineralien gesättigt sind.
Für die Puffersysteme bedeutet dies, dass die zunächst gebundene und damit gleichsam «aus dem Verkehr gezogene» Säure irgendwann aus dem Körper entfernt und ausgeschieden werden muss, um den Puffer für die Aufnahme neuer Säuren bzw. Basen zu regenerieren. Für die langfristige Aufrechterhaltung des Säure-Basen-Gleichgewichts ist deshalb die Funktion der Lunge und der Nieren als Ausscheidungsorgane für Säuren bzw. Basen von herausragender Bedeutung.

Aber auch bestimmte Bestandteile unserer Nahrung sind indirekt an der pH-Regulation beteiligt, etwa indem sie die Pufferkapazität erhöhen oder zur Regeneration der Puffersysteme beitragen.

Im folgenden Abschnitt soll die besondere Rolle des Bikarbonat-Puffers für die Aufrechterhaltung des Säure-Basen-Gleichgewichts näher erörtert werden. Auch andere Bestandteile, darunter der in den roten Blutkörperchen für die Bindung von Sauerstoff zuständige Farbstoff Hämoglobin, sind an der Pufferung beteiligt. Daneben leisten auch im Blut gelöste Phosphate und bestimmte Serumproteine, z. B. das Albumin, einen wichtigen Beitrag zur Pufferkapazität des Blutes.

Der Bikarbonat-Puffer

Für einen konstanten Blut-pH zwischen 7,35 und 7,45 ist in erster Linie der Bikarbonat-Puffer verantwortlich. Der Begriff Bikarbonat ist dabei gleichzusetzen mit der neueren Bezeichnung Hydrogenkarbonat. Bikarbonat (HCO_3^-) ist eine Base und entsteht, wenn Kohlensäure (H_2CO_3), die z. B. in Mineralwasser enthalten ist, ein Wasserstoffion (H^+) abgegeben hat. Unter normalen Bedingungen beträgt die Bikarbonatkonzentration im Blut 22 bis 26 Milliäquivalent pro Liter. Steigt nun die Säurekonzentration im Blut an, vereinen sich die im Blut gelösten Bikarbonationen mit den Wasserstoffionen zu Kohlensäure, die sofort in Wasser (H_2O) und Kohlendioxid (CO_2) zerfällt. Derselbe Prozess findet auch in Mineralwässern statt, wenn beim Öffnen der Flasche Kohlendioxid entweicht, das für den Sprudeleffekt verantwortlich ist. Auch das im Blut bei der Pufferung von Säure entstehende Kohlendioxid ist zunächst gelöst und wird schließlich als Gas über die Lunge abgeatmet und so aus dem Körper eliminiert. Das Bikarbonat trägt den größten Anteil an der Pufferkapazität des Blutes, da die Pufferung außerordentlich schnell ist und aufgrund der Abatmung von Kohlendioxid über die Lunge ein Überschuss an Säure rasch eliminiert werden kann. Allerdings geht dabei auch die Puffersubstanz Bikarbonat verloren. Das System ist also nicht unbegrenzt belastbar.

Der Bikarbonat-Puffer: Im Blut gelöstes Bikarbonat reagiert mit Säure zu Kohlensäure, die sofort zu Wasser und Kohlendioxid zerfällt. Kohlendioxid wird über die Lunge abgeatmet. Der Blut-pH bleibt konstant.

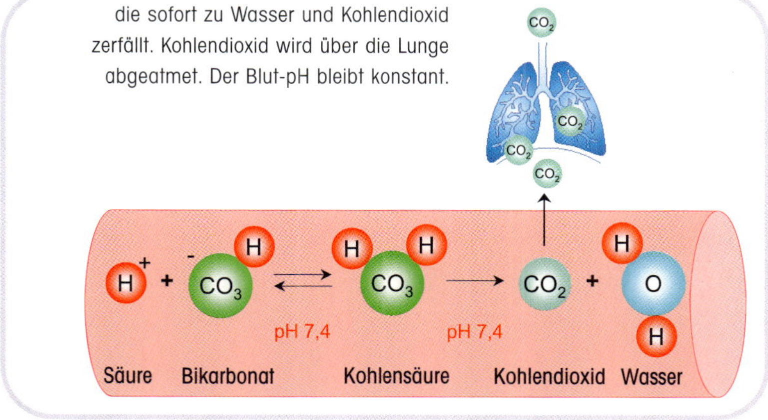

Die Regulation des Säure-Basen-Gleichgewichts

Bisher haben wir erfahren, dass zunächst durch Puffersysteme der Blut-pH konstant gehalten wird und zum Erhalt der Pufferfähigkeit überschüssige Säuren bzw. Basen anschließend über die Niere ausgeschieden werden müssen. Über den Bikarbonat-Puffer kann durch die Abatmung von Kohlendioxid der Blut-pH akut beeinflusst und vor einer Entgleisung geschützt werden. Allerdings kommt es dabei nicht zu einer Netto-Säureausscheidung, das heißt zu einer Veränderung der Säure-Basen-Bilanz. Da bei der Bildung von Kohlendioxid sowohl Säure als auch Bikarbonat verbraucht werden (vgl. Abbildung Seite 29), ändert sich am Mengenverhältnis von Säuren zu Basen und damit am Säure-Basen-Gleichgewicht im Körper insgesamt nichts. Hierdurch kann bei Säurebelastung für eine gewisse Zeit der Blut-pH konstant gehalten werden. Das verbrauchte Bikarbonat muss dann allerdings ersetzt werden.

Regulation des Säure-Basen-Haushalts.

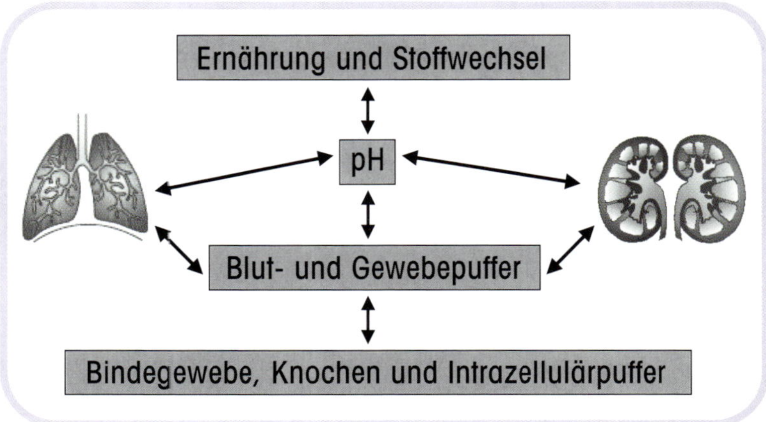

Das einzige Organ, das in der Lage ist, die Säurekonzentration im Körper zu vermindern, ohne dabei gleichzeitig die Basenkonzentration zu verändern, ist die Niere. Vor allem die anorganischen Säuren wie Schwefel- und Phosphorsäure können auf keinem anderen Weg aus dem Organismus entfernt werden. Allerdings sind der Säureausscheidung über die Niere auch Grenzen gesetzt, und diese können schon bei normaler Ernährung und der damit verbundenen Säurebelastung erreicht werden, wenn die Nierenfunktion eingeschränkt ist. Das Säure-Basen-Gleichgewicht wird daher durch das Zusammenwirken der Pufferkapazität des Blutes, des Gasaustauschs über die Lunge und der Säureausscheidung über die Nieren aufrechterhalten.

Einen wesentlichen Beitrag zur Regulation des Säure-Basen-Gleichgewichts leistet die Nahrungsaufnahme. Unsere Nahrung beeinflusst auf der einen Seite die Säurebildung im Organismus, auf der anderen Seite wird durch den Verzehr basenbildender Lebensmittel aber auch die Pufferkapazität gestärkt. Knochen und Bindegewebe sind ebenfalls an der Säure-Basen-Regulation beteiligt. Die gesundheitlichen Aspekte davon werden im Kapitel «Gesundheitliche Folgen», Seite 61 ff., beschrieben. Hier sei noch hinzugefügt, dass auch die Aufrechterhaltung des Säureschutzmantels der Haut, der einen pH-Wert von 5,5 aufweist und der Abwehr von Krankheitskeimen dient, zur Regulation des Säure-Basen-Haushalts beiträgt. Die Schweißdrüsen produzieren nämlich ein saures Sekret, bei dessen Herstellung gleichzeitig Bikarbonat entsteht, das auf der Blutseite zur Pufferung bzw. zur Neutralisation von Säuren zur Verfügung steht.

Verdauung und Säure-Basen-Haushalt

Die Verdauung ist ein zentraler Vorgang, bei dem die Nahrungsmittel in einzelne Nährstoffe aufgespalten werden. An diesem Prozess ist der Säure-Basen-Haushalt ebenfalls beteiligt, allerdings als ein in sich geschlossenes System, das keine Auswirkungen auf die Säure-Basen-Bilanz des Organismus – und damit auf das absolute Verhältnis von Säuren zu Basen – hat. Wird also von Säure-Basen-Gleichgewicht, Säure-Basen-Haushalt oder Säure-Basen-Bilanz gesprochen, ist damit nicht die Säurebildung im Magen gemeint. Im Volksmund wird dies häufig vermischt. Der folgende Abschnitt verdeutlicht, weshalb dies so ist.

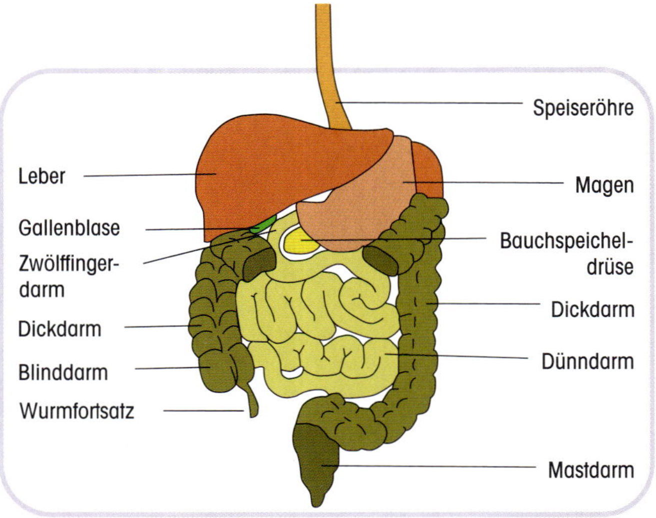

Magen

Wenn wir essen, muss die Nahrung zunächst im Mund mechanisch durch Kauen zerkleinert werden, und mit Hilfe des Speichels entsteht der Nahrungsbrei. Hierzu stehen pro Tag ca. 1,5 Liter Speichel zur Verfügung, der einen pH-Wert von 6,8 aufweist und bereits Verdauungsenzyme enthält. Im Magen wird der Nahrungsbrei mit Magensaft gemischt, der neben Salzsäure das für die Eiweißspaltung benötigte Enzym Pepsin enthält. Die Salzsäure im Magen aktiviert das Pepsin und tötet zusätzlich Bakterien oder Pilze in der Nahrung ab.

Wenden wir uns nun ausführlicher der Bildung der Salzsäure im Magen zu. Bei diesem Vorgang, der in den Belegzellen der Magenschleimhaut abläuft, entstehen formal aus Kochsalz, Wasser und Kohlendioxid Salzsäure und Natriumbikarbonat. Mit Hilfe eines Enzyms, der Carboanhydrase, wird aus Kohlendioxid (CO_2) und Wasser (H_2O) Kohlensäure gebildet, die in Bikarbonat und Wasserstoffionen zerfällt. Die Wasserstoffionen werden zusammen mit Chlorid in den Magen gepumpt und säuern den Mageninhalt an, während das Bikarbonat zusammen mit Natrium auf die Blutseite abgegeben wird. Das Bikarbonat gelangt zusammen mit Verdauungsenzymen in den Darm und neutralisiert den sauren Mageninhalt. Betrachtet man den gesamten Verdauungsprozess, wirkt sich die Produktion von Salzsäure im Magen nicht auf die Säure-Basen-Bilanz aus, da die Säure immer nur zusammen mit einer Base (Bikarbonat) im gleichen Mengenverhältnis zur Verfügung gestellt wird. Die Säure-Basen-Bilanz der Verdauungskette ist also ausgeglichen.

Es kommt während des Verdauungsprozesses lediglich zu einem zeitlich begrenzten Effekt, den nach jeder Mahlzeit im Blut auftretenden «Basenfluten». Diese Basenfluten sind ein wichtiger physiologischer Prozess, der zu einer Durchspülung des Bindegewebes mit Basen führt. Im Bindegewebe abgelagerte Säure kann dadurch entfernt werden. Dieser Regelkreis wird allerdings durch häufige Einnahme von Medikamenten, die bei Erkrankungen des Magens eingesetzt werden, gestört. Zu diesen Arzneimitteln zählen Protonenpumpen-Inhibitoren (z. B. Omeprazol und Pantoprazol), die die Sekretion der Magensäure in das Mageninnere blockieren und so z. B. bei Gastritis die Reizung der entzündeten Magenschleimhaut durch die ätzende Salzsäure verhindern. So kann die entzündete Magenschleimhaut besser heilen. Werden die physiologischen Basenfluten für längere Zeit aus therapeutischen Gründen auf diese Weise unterdrückt, kann dies aber durchaus nachteilige Auswirkungen auf die Funktion des Bindegewebes haben.

Die im Rahmen der Verdauungsvorgänge stattfindende Säure- bzw. Basenbildung beeinflusst die Säure-Basen-Bilanz nicht, sondern führt lediglich zu einer kurzfristigen, in Form von Basenfluten nach den Mahlzeiten auftretenden, zeitlichen Verschiebung, wodurch ein reinigender Effekt auf das Bindegewebe entsteht.

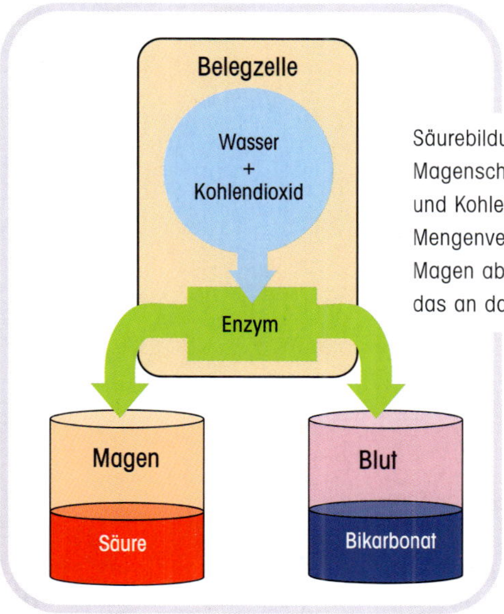

Säurebildung in den Belegzellen der Magenschleimhaut. Aus Wasser und Kohlendioxid entstehen im gleichen Mengenverhältnis Säure, die in den Magen abgegeben wird, und Bikarbonat, das an das Blut abgegeben wird.

Sodbrennen und Übersäuerung

Häufig wird der Begriff Übersäuerung irrtümlicherweise mit dem im Volksmund als «Sodbrennen» bekannten sauren Aufstoßen gleichgesetzt. Sodbrennen kommt bei 20–40 % der erwachsenen Bevölkerung mindestens einmal im Jahr vor. Dabei kommt es zum Aufsteigen von saurem Magensaft oder Speisebrei in die Speiseröhre. Damit verbunden ist ein Gefühl von drückenden und brennenden Schmerzen in der Magengrube und entlang der Speiseröhre. Das Aufsteigen des sauren Magensaftes wird durch eine unzureichende Schließung des oberen Magenschließmuskels, des Ösophagussphinkters, verursacht. Hält das saure Aufstoßen länger an, kann sich daraus eine Schädigung der Schleimhaut der Speiseröhre – die Reflux-Ösophagitis – entwickeln. Saures Aufstoßen kann aber auch harmlos sein und etwa auftreten, wenn man sich direkt nach dem Essen mit vollem Magen hinlegt. Auch starkes Übergewicht führt dazu, dass der Druck auf den Magen erhöht und Mageninhalt in die Speiseröhre gepresst wird.

Sodbrennen wird mit verschiedenen Arzneistoffen behandelt, die die Magensäure binden oder die Säuresekretion hemmen. Den Patienten wird zusätzlich empfohlen, Genuss- und Lebensmittel zu meiden, die die Produktion der Magensäure besonders intensiv ankurbeln. Dazu zählen vor allem Zigaretten, Kaffee und koffeinhaltige Lebensmittel sowie alkoholische Getränke. Nicht nur der Verzicht auf diese Genuss- und Lebensmittel, sondern auch weniger voluminöse Mahlzeiten mit geringem Fett- und Zuckergehalt und vergleichsweise hohem Eiweißanteil verbessern das Krankheitsbild, da der Druck auf den Magenschließmuskel gesenkt wird. Schließlich trägt auch der Abbau von Stress zu einer Verbesserung der Symptome bei.

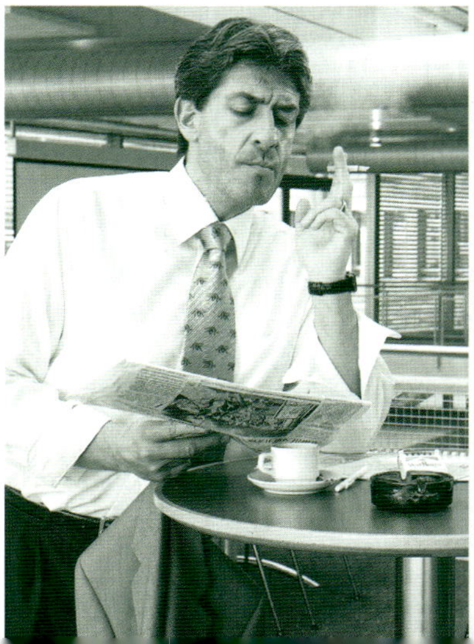

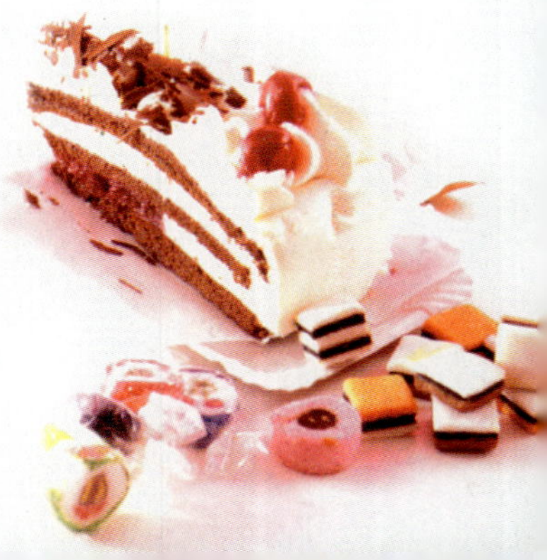

Aufgrund dieser in Zusammenhang mit Sodbrennen durchaus sinnvollen Ernährungsempfehlungen werden Kaffee und Produkte aus Kaffee sowie alkoholische Lebensmittel wie Wein und Bier, die die Produktion der Magensäure fördern, häufig fälschlicherweise als «Säurebildner» dargestellt. Wie oben zu erfahren war, entsteht bei der Produktion der Magensäure jedoch immer eine identische Menge basisches Natriumbikarbonat auf der Blutseite! Die Säure-Basen-Bilanz bleibt daher von diesem Vorgang unberührt. Diese Lebensmittel haben somit auf die Säure-Basen-Balance keine negativen Auswirkungen, sondern liefern aufgrund des Gehalts an basischen Mineralverbindungen teilweise sogar einen Basenüberschuss (z. B. Wein, Bier und Essig, siehe Seite 58 f., Nahrungsmitteltabelle). Dasselbe gilt natürlich auch für sauer schmeckende Früchte oder Fruchtsäfte (z. B. Zitrusfrüchte), die aufgrund ihres Gehalts an Fruchtsäuren Sodbrennen begünstigen können und daher bei entsprechenden Beschwerden möglichst gemieden werden sollten. Aufgrund ihres hohen Anteils an basischen Mineralverbindungen (wie etwa Kaliumcitrat) haben diese Lebensmittel jedoch einen unstrittig positiven Effekt auf die Säure-Basen-Bilanz. Leider werden sie in der Laien- und Fachpresse aufgrund ihres sauren Geschmacks oft falsch als säurebildend eingestuft.

Genuss- bzw. Lebensmittel	**bei Sodbrennen**	**Einfluss auf Säure-Basen-Bilanz**
Zigaretten (Nikotin)	meiden	säurebildend
Kaffee und koffeinhaltige Lebensmittel	meiden	leicht basenbildend
Alkoholische Getränke	meiden	neutral bis leicht basenbildend
Zucker	meiden	neutral
Fett	meiden	neutral
Eiweiß	bevorzugen	säurebildend
Zitrusfrüchte und Fruchtsäfte	meiden	basenbildend

Empfehlung zu Lebens- und Genussmitteln bei Sodbrennen und deren Einfluss auf die Säure-Basen-Bilanz.

Darm

Als größtes Verdauungsorgan spielt der Darm eine zentrale Rolle bei der Regulation des Säure-Basen-Gleichgewichts. Mit Hilfe der in den Verdauungssekreten enthaltenen Enzyme sowie der großen Zahl an nützlichen Mikroorganismen, die unsere Darmflora ausmachen, wird die Nahrung aufgeschlossen, damit die für den Organismus nutzbaren Makronährstoffe (Eiweiße, Fette und Kohlenhydrate) und Mikronährstoffe (Vitamine, Mineralstoffe und Spurenelemente) über die Darmzotten ins Blut aufgenommen werden können. Die nicht verwertbaren Nahrungsrückstände (Ballaststoffe) sowie die Abfallstoffe werden mit dem Kot ausgeschieden, was den Körper entlastet.

Ist die Menge der mit den Verdauungssäften in den Darm abgegebenen Basen zu gering, sinkt der pH-Wert im Darm und die Lebensbedingungen für die nützlichen Mikroorganismen verschlechtern sich. Schließlich sterben diese ab, und in der Folge erhalten andere Mikroorganismen, die zu anaerober Gärung befähigt sind, Raum, sich auszubreiten und machen uns durch die Bildung von Faulgasen und von Säuren, die den pH-Wert noch weiter absenken, zu schaffen. Gärung heißt, dass Mikroorganismen die Nahrungsbestandteile weitgehend ohne Sauerstoff (anaerob) abbauen, wobei Gase entstehen (z. B. Methan), die zu Blähungen und Durchfall führen können, den unangenehmen Signalen einer Übersäuerung des Darms. Ein Defizit an Basen oder eine gestörte Säure-Basen-Balance beeinträchtigen die gesunde Darmfunktion, und ohne intakte Verdauung können wir die Nährstoffe aus der Nahrung nicht richtig verwerten.

Tipp: Wie esse ich richtig?

An dieser Stelle sei noch ein wichtiger Tipp angebracht: Wie esse ich richtig? Besonders wichtig ist es, sich Zeit zu nehmen und jeden Bissen so gründlich wie möglich zu kauen. Empfohlen wird dabei, bis zu 50-mal zu kauen, bevor die Nahrung heruntergeschluckt wird. Der tiefere Sinn ist, dass der gründlich vorbereitete Nahrungsbrei schneller weiterverarbeitet werden kann. Denn ungenügend zerkaute Nahrung muss im Magen-Darm-Trakt aufgespaltet werden, ein zeitlicher Mehraufwand. Dieser hat zur Folge, dass in den rund 15 Minuten nach Beginn der Nahrungsaufnahme bis zur Meldung eines Sättigungsgefühls an das Gehirn mehr Nahrung als nötig zugeführt wird.
Man isst also mehr, als der Körper benötigt, was die Entstehung von Übergewicht fördert.

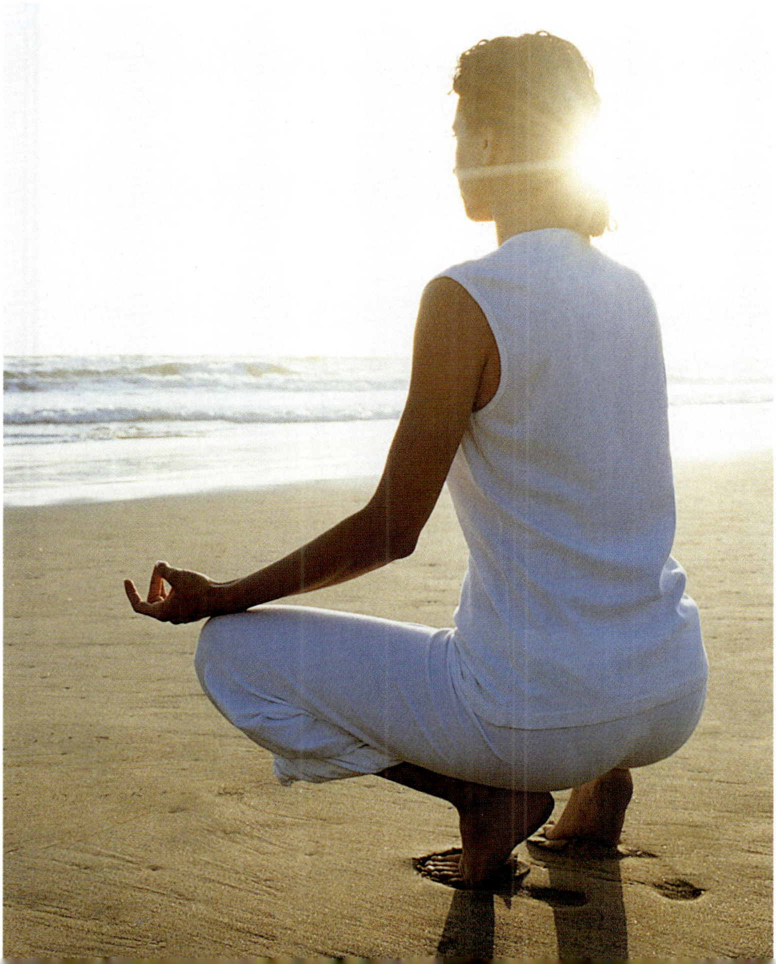

Störungen des Säure-Basen-Gleichgewichts

Die an der Regulation des Säure-Basen-Gleichgewichts beteiligten Organe bzw. Strukturen unseres Körpers sowie äußere Einflussfaktoren wurden bereits auf Seite 30 f. vorgestellt. Um die Hintergründe der Entstehung eines Ungleichgewichts zwischen Säuren und Basen im Körper besser verständlich zu machen, werden in diesem Kapitel die einzelnen Mechanismen der Regulation und die damit verbundenen Störungen ausführlicher erläutert.

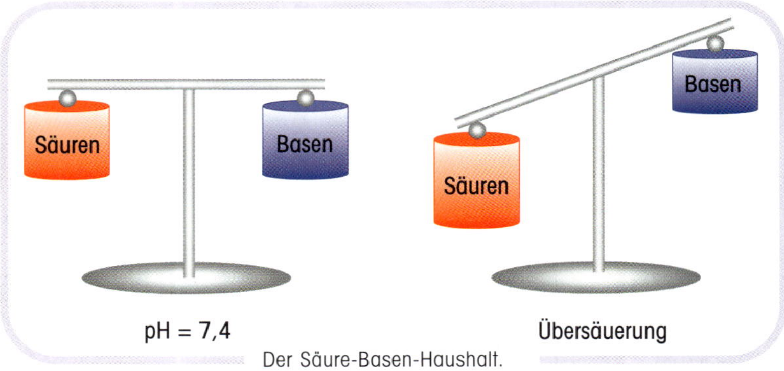

Der Säure-Basen-Haushalt. Links im Gleichgewicht, rechts bei einer Übersäuerung.

Regulationsmechanismen

Zusätzlich zur Aufgabe, die Körperzellen mit Sauerstoff aus der Lunge und mit Nährstoffen aus dem Darm zu versorgen, hat das Blut als Transport- und Puffermedium für Säuren und Basen eine wichtige Funktion bei der Regulation des Säure-Basen-Gleichgewichts. Es dient dabei auch als Transportmedium für Abbauprodukte des Zellstoffwechsels, die von den Zellen zu den Ausscheidungsorganen Niere und Lunge transportiert und entsorgt werden müssen.

Wie erwähnt, ist die Niere das einzige Organ, das in der Lage ist, die absolute Säurekonzentration des Körpers zu beeinflussen, denn nur über die Nieren können Säuren ohne den gleichzeitigen Verlust von Basen aus dem Körper eliminiert werden. Die Säure wird dabei in Form von freien Wasserstoffionen (1 %) oder an Phosphat, Sulfat oder organische Basen gebunden (30–50 %) ausgeschieden. Mit 50–70 % wird jedoch der größte Teil der Säure in Form von Ammoniumionen eliminiert. Die im Urin enthaltenen nichtflüchtigen Säuren wie Harnsäure, Schwefelsäure oder Phosphorsäure gehören zu den starken Säuren und sorgen durch einen sauren pH dafür, dass das Wachstum von Keimen in der Blase und den Harnleitern verhindert wird. Allerdings ist die Ausscheidungskapazität der Niere für Säure begrenzt, um Säureschäden am Nierengewebe zu verhindern. Ein noch ausscheidungsfähiger Urin darf daher keinen pH unterhalb von 4 haben. Die Konzentration freier Wasserstoffionen, gemessen als pH-Wert, liegt bei frischen Harnproben zwischen 4,5 (32×10^{-6} mol H^+/l) und 7,5 (32×10^{-9} mol H^+/l). Entsprechend stark sind deshalb die Schwankungen des Urin-pH im Verlauf eines Tages.

Da der Urin aus Gründen der Einfachheit gerne für analytische Zwecke zu Aussagen über den Säure-Basen-Haushalt herangezogen wird, soll an dieser Stelle erwähnt werden, dass von pH-Indikatorpapier bzw. pH-Teststreifen nur die freien Wasserstoffionen erfasst werden, nicht jedoch die anteilsmäßig deutlich stärker ins Gewicht fallenden Ammoniumionen! Urin-pH-Messungen haben daher nur eine eingeschränkte Aussagekraft in Bezug auf die Säure-Basen-Balance, besonders wenn es sich um Einmalmessungen handelt.

Wie beschrieben, ist neben der Niere die Lunge das wichtigste Organ für die Regulation der Säurekonzentration (vgl. Abbildung Seite 29). Die Lunge ist ein sehr flexibles und sofort einsatzbereites Regulationsorgan, da je nach Atemfrequenz die ausgeschiedene Kohlendioxidmenge unmittelbar variierbar ist.

Die chronische Übersäuerung (latente Azidose)

Im Zentrum der Säure-Basen-Regulation steht immer der pH-Wert des Blutes, das sowohl Säuren zur Niere als auch Kohlendioxid zur Lunge transportiert. Der Blut-pH wird durch Puffersubstanzen nahezu konstant auf 7,4 gehalten, damit nicht nur maximale Mengen an Sauerstoff und Nährstoffen transportiert werden können, sondern auch die Entsorgung der Abfallprodukte des Stoffwechsels funktioniert. Sind die Puffersysteme jedoch überlastet und wird bei anhaltender saurer Stoffwechsellage der untere pH-Wert von 7,35 unterschritten, so verliert das Blut seine normalen Fließeigenschaften, die Blutzellen klumpen zusammen und die Sauerstoffaufnahme wird stark eingeschränkt. Der medizinische Fachausdruck für diese akute Übersäuerung des Blutes ist «Azidose». Die akute Azidose ist eine lebensgefährliche Erkrankung, die sofort mit Notfallmaßnahmen (etwa Infusion von basischem Natriumbikarbonat) behandelt werden muss und eine Einweisung in die Klinik nötig macht. Oberste Priorität hat dabei die Wiederherstellung des physiologischen Blut-pH von 7,4. In der Praxis kommen akute Azidosen allerdings eher selten vor; sie sind meist die Folge von Erkrankungen der Organe, die an der Regulation des Säure-Basen-Gleichgewichts maßgeblich beteiligt sind: Niere und Lunge. Man unterscheidet daher die «respiratorischen» Azidosen, die durch eine Funktionsstörung der Lunge hervorgerufen werden, von den «metabolischen» Azidosen, die durch eine Funktionsstörung der Nieren hervorgerufen werden. Da diese Form der akuten Übersäuerung nicht durch Ernährungseinflüsse provoziert werden kann und immer eine medizinische Notfallsituation darstellt, soll

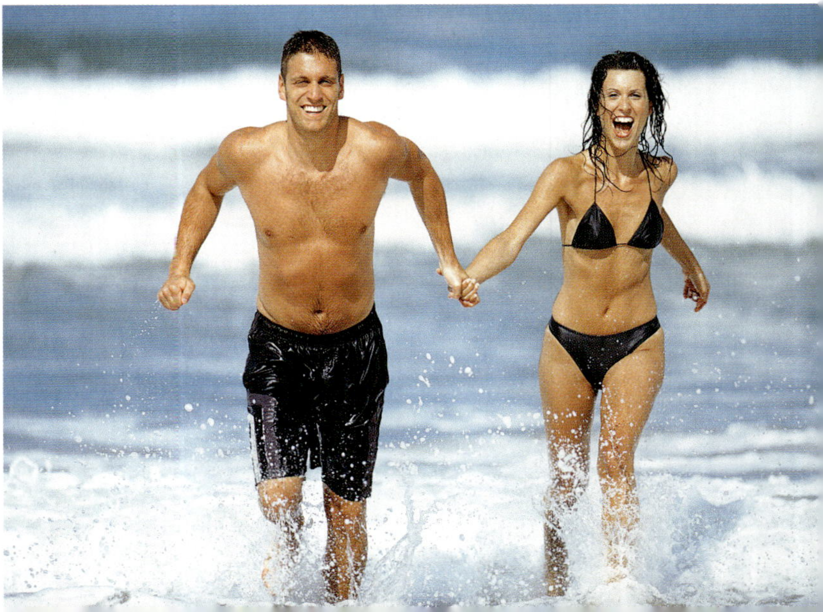

sie hier nicht Gegenstand weiterer Betrachtungen sein. Unser Augenmerk liegt vielmehr auf der sogenannten latenten Azidose. Der Begriff «latent» kommt aus dem Lateinischen, heißt so viel wie «versteckt» und weist auf einen chronischen Zustand hin. Latente Azidosen sind in der Praxis weit häufiger zu beobachten und durch eine geringfügige Verschiebung des Blut-pH innerhalb des Normbereiches (7,35–7,45) zum Sauren hin gekennzeichnet. Gleichzeitig ist die Pufferkapazität des Blutes insgesamt vermindert. Die latente Azidose verläuft ohne klinische Symptome, wir verspüren also zunächst keinerlei körperliche Veränderungen.

Die Alkalose

Alkalosen sind gekennzeichnet durch einen Anstieg des Blut-pH über den Normbereich hinaus. Klinisch bedeutsam ist eine metabolische Alkalose, die beispielsweise durch den Verlust von Salzsäure aus dem Magen bei starkem Erbrechen hervorgerufen werden kann. Auch die vermehrte Verstoffwechslung von organischen Säureresten (z. B. Citrate, Laktate) kann theoretisch als Ursache in Frage kommen; allerdings ist in der Praxis nicht damit zu rechnen, da ein eventueller Basenüberschuss im Blut sehr effizient mittels einer gesteigerten Bikarbonat-Ausscheidung über die Niere kompensierbar ist. Bei uneingeschränkter Nierenfunktion ist eine metabolische Alkalose daher nicht zu erwarten und kann auch nicht durch einen übermäßigen Verzehr von basenbildenden Mineralsalzen bzw. von Obst oder Gemüse hervorgerufen werden.

Wird mehr Kohlendioxid über die Lunge abgeatmet als im Stoffwechsel bei der Zellatmung entstanden ist, kommt es zu einem Abfall der Kohlendioxidkonzentration im Blut und damit zu einem Anstieg des Blut-pH über den Normbereich hinaus. Dieser Zustand wird als respiratorische Alkalose bezeichnet. Auch hier erfolgt die Kompensation normalerweise durch eine Absenkung der Bikarbonat-Ausscheidung über die Niere, das heißt: bei uneingeschränkter Nierenfunktion kann auch eine respiratorische Alkalose effektiv kompensiert werden. In der Praxis spielt die Alkalose daher eine deutlich untergeordnete Rolle und ist nur bei Nierenkranken von Bedeutung.

Kompensation einer chronischen Übersäuerung

Zur Konstanthaltung des pH innerhalb und außerhalb der Zellen hat der Organismus Mechanismen entwickelt, die es uns ermöglichen, eine drohende Stoffwechselentgleisung automatisch abzuwehren. Allerdings wurden diese Zusammenhänge, denen in der Medizin lange Zeit keine Beachtung geschenkt wurde, erst relativ spät aufgeklärt, ebenso die auf lange Sicht mit diesen Kompensationsmechanismen in Verbindung stehenden gesundheitlichen Aspekte. Damit auch bei einer chronischen Übersäuerung der Blut- und Gewebe-pH trotz einer leichten Verschiebung zum Sauren hin immer noch im Normbereich bleibt, muss sich die Niere als Hauptausscheidungsorgan für Säuren den Bedingungen so flexibel wie möglich anpassen können. Im folgenden Abschnitt werden die physiologischen Kompensationsmechanismen einer chronischen Übersäuerung erläutert, bei denen neben der Niere auch der Knochen eine Rolle spielt.

Die Niere passt sich der Situation an

Wie bereits erwähnt, wird nur ein geringer Teil der täglich anfallenden Säure tatsächlich als freie Säure, also in Form von Wasserstoffionen (H^+-Ionen), mit dem Urin ausgeschieden. Der Großteil wird in Form von deutlich weniger aggressiven Ammoniumionen (NH_4^+) eliminiert. Diese stickstoffhaltigen Ammoniumionen entstehen in den Nierenzellen, wenn basisches Ammoniak (NH_3) mit den Wasserstoffionen der Salzsäure (HCl) reagiert. Formal entsteht dabei das neutrale Salz Ammoniumchlorid (NH_4Cl), das im Urin in Ammonium- und Chloridionen aufgespaltet vorkommt. Ammoniumionen können von der Niere ohne Probleme mit dem Harn ausgeschieden werden.

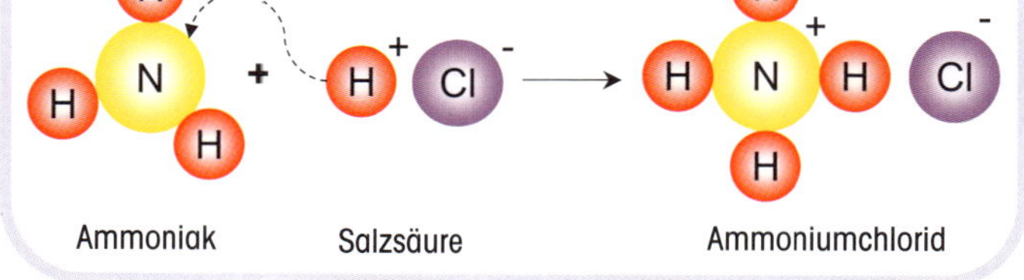

Muss die Niere jedoch auf diese Weise große Mengen von Säure neutralisieren, führt dies automatisch zu einem erhöhten Bedarf an stickstoffhaltigem Ammoniak, dem Ausgangsprodukt dieser chemischen Reaktion. Zur Herstellung von Ammoniak benötigt der Körper Stickstoff, der uns jedoch nicht unbegrenzt zur Verfügung steht. Stickstoff kommt vor allem in Aminosäuren, den Bausteinen von Eiweiß, in unserem Körper vor. Deshalb wird der für die Herstellung von Ammoniak benötigte Stickstoff durch den Abbau von stickstoffhaltigen Aminosäuren aus Muskeleiweiß bereitgestellt. Wie man sich leicht vorstellen kann, führt deshalb eine langfristig hohe Säurebelastung aufgrund des erhöhten Stickstoffbedarfs zu Muskelabbau, was vor allem bei älteren Patienten mit chronischer Übersäuerung zu beobachten ist. Es kann sich aus einer solchen Stoffwechselsituation heraus schnell ein Muskelschwund entwickeln, der mit Kräfteverlust und gravierenden gesundheitlichen Schäden verbunden sein kann.

Mit zunehmendem Alter lässt die Fähigkeit der Niere nach, Säure effektiv auszuscheiden, da die Zahl der Nierenkanälchen abnimmt. Kommt dann eine chronische ernährungsbedingte Übersäuerung hinzu, wird der vorzeitige Muskelabbau zusätzlich angekurbelt. Da im Alter der Appetit ohnehin geringer ist, ist bei Senioren die Nahrungsaufnahme und damit auch die Zufuhr von ausgleichenden Basenstoffen eingeschränkt; sie verlieren schneller an Kraft, und der Entstehung weiterer chronischer Erkrankungen wird Vorschub geleistet. Wie aus der Abbildung hervorgeht, sinkt mit zunehmendem Alter der Blut-pH innerhalb des Normbereichs stetig, und gleichzeitig nimmt auch die Konzentration der wichtigen Pufferbase Bikarbonat im Blut ab. Diese allmählich ansteigende Säurebelastung in Blut und Gewebe kann zu einem verstärkten Muskelabbau bei älteren Menschen beitragen.

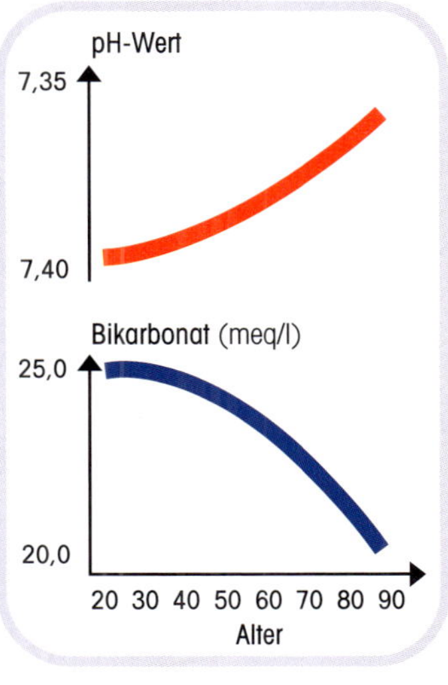

Mit zunehmendem Alter steigt innerhalb des Normbereichs die Säurekonzentration im Blut an, und gleichzeitig sinkt die zur Pufferung verfügbare Menge an Bikarbonat als Folge einer nachlassenden Nierenfunktion.

Eine Strategie der Niere bei der Anpassung an eine hohe Säurebelastung führt zu einer Änderung der Citratkonzentration im Urin, betrifft also die im Urin gelöste Menge an Citrat. Citrate spielen vor allem als «Komplexbildner» bei der Verhinderung von Nierensteinen eine wichtige Rolle. Sie sind nämlich in der Lage, Mineralstoffe wie z. B. Calcium, das zur Bildung fester, unlöslicher Calciumsalze im Urin neigt, zu komplexieren. Man muss sich dies so vorstellen, dass das Citratmolekül Calcium räumlich umschließt. Es entstehen stabile und lösliche Calcium-Citrat-Komplexe, die mit dem Urin ausgeschieden werden können. Es verbleibt also nicht mehr genügend Material für die Bildung von unlöslichen calciumhaltigen Nierensteinen im Urin. Ist nun die Säurekonzentration im Urin ständig erhöht, werden die gelösten Citrate ihrerseits zum Abfangen von Säure zweckentfremdet, indem anstelle des Calciums Wasserstoffionen gebunden werden und die Säure auf diese Weise neutralisiert wird. Es kommt dabei zu einer Veränderung des Citratmoleküls, die bewirkt, dass mehr Citrat in die Nierenzellen eingeschleust wird. Die Citratkonzentration im Urin sinkt also. Bei weiter steigender Säurekonzentration im Urin entsteht aus Citrat schließlich Zitronensäure, die zu Kohlendioxid und Wasser unter Gewinnung von Energie abgebaut werden kann.

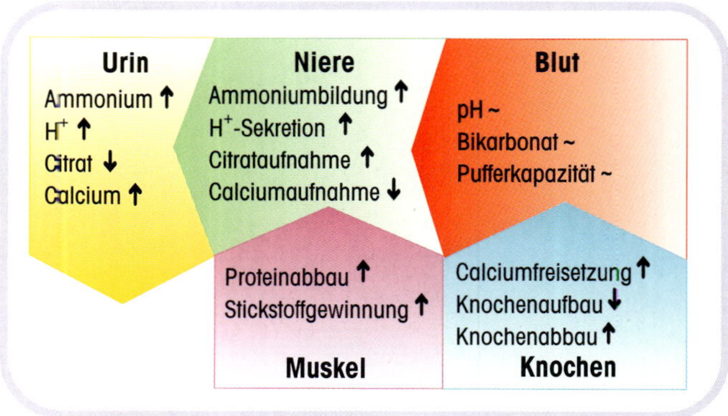

Schematische Darstellung der Kompensationsmechanismen bei chronischer Übersäuerung. Ziel ist die Aufrechterhaltung des Blut-pH.

Pro Molekül Citrat können insgesamt drei Wasserstoffionen entfernt werden. Bei steigender Säurebelastung sinkt aufgrund dieses Kompensationsmechanismus die Citratkonzentration im Urin ab und das Risiko für die Bildung von Nierensteinen, insbesondere vom Calciumoxalat-Typ (vgl. Seite 71 f.) steigt.

Vermehrte Freisetzung von Mineralstoffen aus den Knochen

Auch der Knochen, der aus einer organischen Matrix mit eingelagerten Calcium- und Magnesiumsalzen aufgebaut ist, wird durch eine erhöhte Säurebelastung in Mitleidenschaft gezogen. Bei chronischer Übersäuerung kommt es zu einer physikalischen Ablösung von Bikarbonat, das zur Säureneutralisation benötigt wird. Gleichzeitig werden Mineralstoffe, insbesondere Calcium, von der Knochenoberfläche abgelöst. Erhöhte Säurebelastung lässt sich deshalb als vorübergehende Zunahme der Calciumkonzentration im Blut, insbesonders aber durch eine vermehrte Calciumausscheidung im Urin nachweisen. Gleichzeitig werden durch eine chronische Übersäuerung auch Mechanismen auf zellulärer Ebene, die zur Stabilität und Gesundheit der Knochen beitragen, beeinträchtigt. Näheres zu den Auswirkungen einer chronischen Übersäuerung auf den Calcium- und Knochenstoffwechsel erfahren Sie auf Seite 61 ff.

Die Abbildung auf Seite 44 fasst die beschriebenen körpereigenen Maßnahmen zur Kompensation einer chronischen Übersäuerung zusammen. Durch eine hohe Säurebelastung des Organismus steigt die Ausscheidung von Säure (H^+) und Calcium (Ca^{2+}) mit dem Urin an, das Risiko für die Bildung von Nierensteinen steigt und die Entmineralisierung der Knochen sowie der Abbau von Muskelmasse wird gefördert.

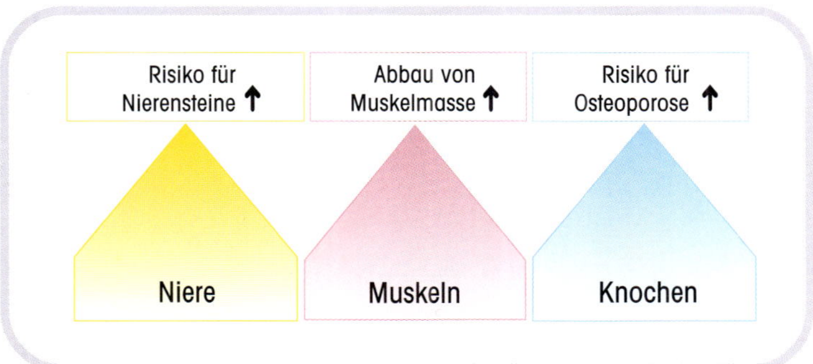

Einlagerung von Säure in das Bindegewebe

Als Bindegewebe wird ein bestimmter Grundtyp der in unserem Körper vorkommenden Gewebearten bezeichnet. Das Bindegewebe füllt z. B. als Füllgewebe organfreie Räume aus, es dient als Hüllgewebe von Organen einschließlich der organeigenen Gefäße und Nerven und verleiht als Gerüstgewebe den Organen die notwendige Stabilität. Das Bindegewebe dient aber auch als Speichergewebe und in den Knochen und im Gelenkknorpel als kollagenes Stützgewebe.

Das Bindegewebe stellt eine wichtige Transitstrecke beim Transport von Stoffwechselprodukten wie etwa Sauerstoff, Kohlendioxid, Nährstoffen, Elektrolyten, Säuren, Basen, Wasser usw. aus den Zellen ins Blut und umgekehrt dar. Die stark verzweigten Eiweiß-Zucker-Bausteine, die sogenannten Proteoglykane, aus denen das Bindegewebe aufgebaut ist, ändern dabei ihre physikalisch-chemischen Eigenschaften bereits bei leichten Änderungen der Säurekonzentration ihrer Umgebung. Kommt es auf Grund einer Übersäuerung zur Einlagerung von Säure in das Bindegewebe, verändern sich seine physikalisch-chemischen Eigenschaften; Elastizität und Flexibilität der Bindegewebsstrukturen gehen verloren. Dies hat langfristig zur Folge, dass das Bindegewebe starrer wird, weniger gut durchblutet ist und daher leichter zu Entzündungen neigt. Insgesamt ist der gesamte Bewegungsapparat betroffen, da auch Sehnen, Bänder und der Knorpel von der Gewebeübersäuerung beeinträchtigt werden. Die Hintergründe dieser Beeinträchtigung werden auf Seite 66 ff. ausführlich beschrieben.

Das Knorpelgewebe der Gelenke enthält – als zusätzlichen Baustein – Hyaluronsäure. Dadurch hat es eine besonders hohe Wasserbindungsfähigkeit und eine entsprechend hohe Elastizität. Der Knorpel ist quasi unser Stoßdämpfer bei mechanischer Belastung und schützt die Gelenke vor Verformung bzw. die Knochen vor Brüchen. Kommt es nun infolge einer Übersäuerung zu einer Ansäuerung der Gelenkflüssigkeit, so nimmt – aufgrund des sinkenden Wassergehalts – die Elastizität des Knorpels ab. Die mechanische Belastung der Gelenke kann dann zu schnellerem Gelenkverschleiß führen; Verformungen und Entzündungen sind die Folge.

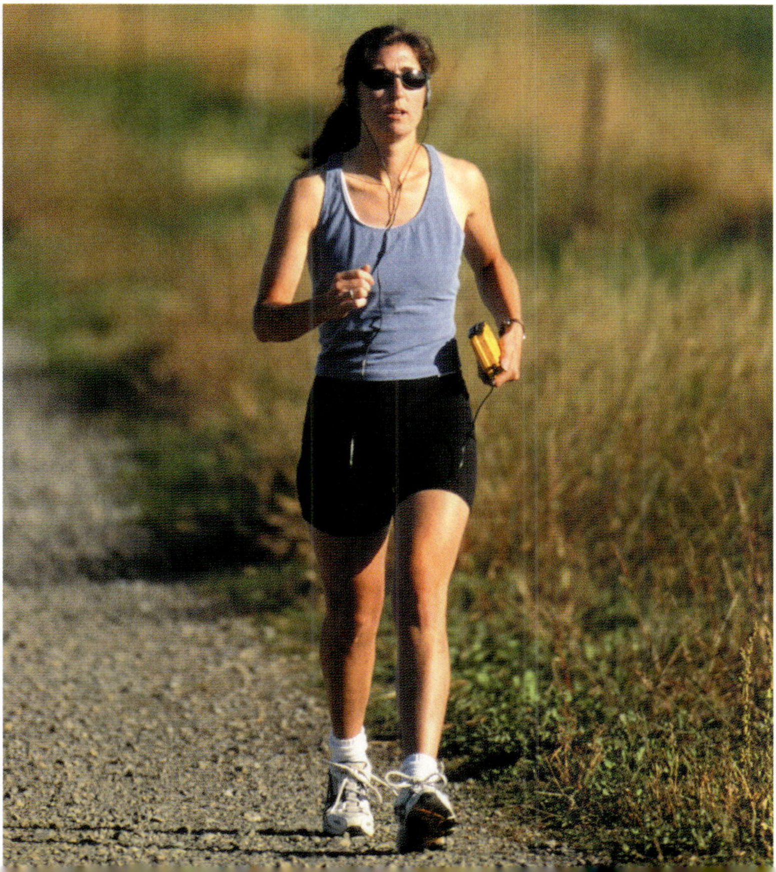

Die Ursachen einer chronischen Übersäuerung

Einfluss der Ernährung

Die Ursachen der heutigen ernährungsbedingten Übersäuerung, mit einem Säureüberschuss von 50 bis 100 Milliäquivalent pro Tag mit der bei uns üblichen Ernährung, liegen in dem vergleichsweise hohen Verzehr von tierischem Eiweiß und dem niedrigen Anteil von Obst, Gemüse und Salat. Eiweiß ist aus Aminosäuren aufgebaut, von denen zwanzig verschiedene in unseren körpereigenen Proteinen vorkommen. Aminosäuren besitzen neben der Säuregruppe auch eine stickstoffhaltige Aminogruppe, die für diese chemische Substanzklasse charakteristisch ist. Einige dieser Aminosäuren enthalten zusätzlich das Element Schwefel (Methionin und Cystein). Kommt es im Stoffwechsel zum Abbau der schwefelhaltigen Aminosäuren, etwa zur Gewinnung von Energie, entstehen neben energielieferndem Zucker (Glukose) auch Harnstoff und Schwefelsäure als Abbauprodukte. Schwefelsäure gehört zu den starken Säuren, die sich sofort in Sulfat- (SO_4^{2-}) und Wasserstoffionen (H^+) aufspaltet. Auch beim Abbau der basischen Aminosäuren Arginin und Lysin kann formal Salzsäure als Abbauprodukt entstehen; dies ist jedoch quantitativ von untergeordneter Bedeutung. Daneben tragen auch Phosphate aus Nahrungsmitteln durch die Bildung von Phosphorsäure zur Säurebelastung bei.

Nährstoff	Um- und Abbauprodukt(e)
Methionin (Aminosäure)	Glukose, Harnstoff, Schwefelsäure
Cystein (Aminosäure)	Glukose, Harnstoff, Schwefelsäure
Phosphate	Phosphorsäure

Nährstoffe, bei deren Um- bzw. Abbau Säure entsteht.

Zu den basenbildenden Nährstoffen in Obst, Gemüse und Salat gehören organische Mineralstoffverbindungen, wie z. B. Kaliumcitrat. Es handelt sich um das Kaliumsalz der Zitronensäure. Aber auch andere schwache organische Säuren wie etwa Milchsäure, Essigsäure oder Weinsäure können als Säurerest fungieren und mit Mineralstoffen wie Natrium (Na), Kalium (K), Magnesium (Mg) oder Calcium (Ca) Mineralsalze bilden (entsprechend Laktate, Acetate oder Tartrate), bei deren Verstoffwechslung zu Kohlendioxid und Wasser Säure verbraucht wird. Die im Beispiel von Kaliumcitrat verbleibenden Kaliumionen können dabei wesentlich leichter über die Niere ausgeschieden werden als Wasserstoffionen.

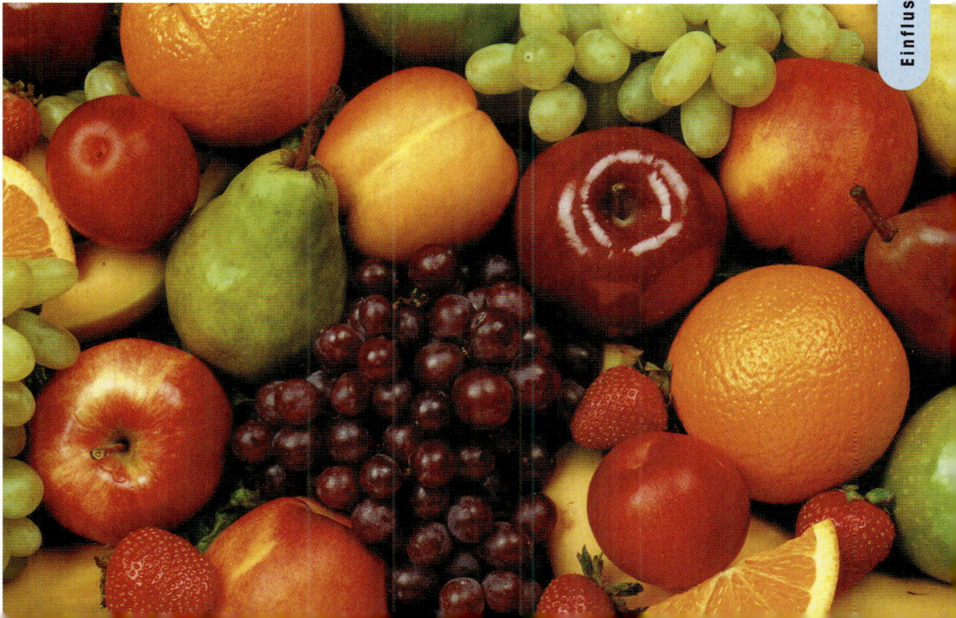

Viele Obstsorten und auch einige Gemüse täuschen uns häufig in Bezug auf ihre Wirkung auf den Säure-Basen-Haushalt. Vordergründig betrachtet liegt es nahe, dass ein sauer schmeckendes Lebensmittel auch eine saure Wirkung auf den Körper ausübt. Dem ist jedoch nicht so! Den Grund veranschaulicht das Beispiel von Zitronensäure und Kaliumcitrat: Links ist schematisch dargestellt, was mit der Zitronensäure im Stoffwechsel passiert. Gleich bei der Aufnahme in den Mund kommt es zur Lösung der Zitronensäure im Speichel und die Säure dissoziiert, d. h. es werden Wasserstoffionen (H^+) abgespalten und im Speichel gelöst. Diese freien Wasserstoffionen können wir mit unseren Geschmacksrezeptoren auf der Zunge sofort als sauer wahrnehmen. Von der Zitronensäure bleibt das negativ geladene Zitronensäureanion (Citrat) übrig. Über die Speiseröhre gelangt der Speichel mit Citrat und Wasserstoffionen in den Magen-Darm-Trakt und von dort über das Blut in die Zellen. Dort kann Citrat wieder Wasserstoffionen aufnehmen und wird über biochemische Stoffwechselwege zu Kohlendioxid und Wasser abgebaut. Bei diesem Vorgang werden Wasserstoffionen weder verbraucht noch hinzugefügt; der Abbau der Zitronensäure ist für die Säure-Basen-Bilanz demnach neutral. Anders sieht dies aus, wenn man denselben Weg von Kaliumcitrat verfolgt, einer basischen Mineralverbindung, die auch in Zitronensaft enthalten ist. Auch hier kommt es bei der Aufnahme in den Mund zunächst zur Lösung von Kaliumcitrat, d. h. es befinden sich Citrat und Kaliumionen (K^+) im Speichel. Da Kalium jedoch nicht sauer ist, nehmen wir einen neutralen Geschmack wahr. Über die Speiseröhre gelangt anschließend der Speichel mit gelöstem Citrat und Kaliumionen in den Magen-Darm-Trakt und von dort aus über das Blut in die Zellen. Dort werden Wasserstoffionen auf das Citrat übertragen; es entsteht wiederum Zitronensäure, die zu Kohlendioxid und Wasser verstoffwechselt wird. Bei diesem Prozess kann mit Hilfe des Citrats Säure aus dem Organismus entfernt werden, ohne dass die Niere belastet wird.

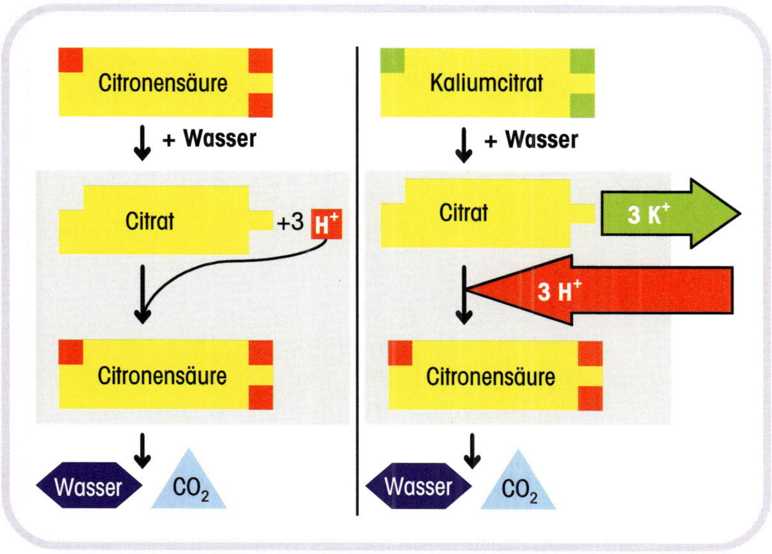

Was sauer schmeckt, ist nicht zwangsweise sauer für den Säure-Basen-Haushalt. Der Weg der sauer schmeckenden Zitronensäure und des neutral schmeckenden Kaliumcitrats im Stoffwechsel. Beides wird zu Kohlendioxid und Wasser abgebaut – mit dem Unterschied, dass beim Abbau von Kaliumcitrat Säure verbraucht wird.

Tierisches oder pflanzliches Eiweiß?

Häufig wird die Frage gestellt, welche Art von Eiweiß, tierisches oder pflanzliches, gesünder sei. Hier konnte die Schutzfunktion, die ein erhöhter Verzehr von pflanzlichem gegenüber tierischem Protein hat, in länderübergreifenden Untersuchungen eindeutig bestätigt werden. Man hat beispielsweise herausgefunden, dass Brüche des Hüftknochens in der Bevölkerung verschiedener Länder unterschiedlich häufig vorkommen. Es hat sich zudem herausgestellt, dass das Vorkommen von Knochenbrüchen in direktem Zusammenhang mit dem je nach Kulturkreis unterschiedlich hohen Verzehr von tierischem bzw. pflanzlichem Eiweiß steht. Die Auswertung der Daten zum Vorkommen von Hüftknochenbrüchen aus 33 Ländern, bezogen auf den jeweiligen landesspezifischen Pro-Kopf-Verbrauch von tierischen und pflanzlichen Nahrungsmitteln, zeigt, dass in den Ländern mit niedrigem Verzehr von tierischem Protein das Frakturrisiko am geringsten ist. Weitere Studien machen deutlich, dass ältere Frauen mit einem hohen Verzehr von Eiweiß tierischen Ursprungs einen schnelleren Knochendichteverlust und ein höheres Risiko für Hüftknochenbrüche aufweisen als Frauen mit hohem Verzehr von pflanzlichem Protein. Dies lässt sich dadurch erklären, dass die neben dem Eiweiß in Pflanzen enthaltenen basischen Mineralverbindungen die aus dem Eiweißabbau stammende Säure neutralisieren können. Hier muss betont werden, dass der Verzehr von Eiweiß für die Stabilität und die Gesundheit des Knochens genauso bedeutend ist wie eine ausreichende Zufuhr von Calcium und anderen Mineralstoffen aus Obst und Gemüse. Denn der Knochen braucht zum Aufbau der Knochenmatrix, seines Stützgerüsts, in das die Mineralverbindungen eingebettet werden, auch Eiweiß! Eiweiß ist für die Knochengesundheit also nur dann als tendenziell schädlich zu bezeichnen, wenn nicht gleichzeitig ausreichend basenbildende Mineralverbindungen zugeführt werden, die die Säureproduktion aus Eiweiß neutralisieren.

Weltweites Vorkommen
von Knochenbrüchen (Hüftknochen).
Deutschland steht an der Spitze!

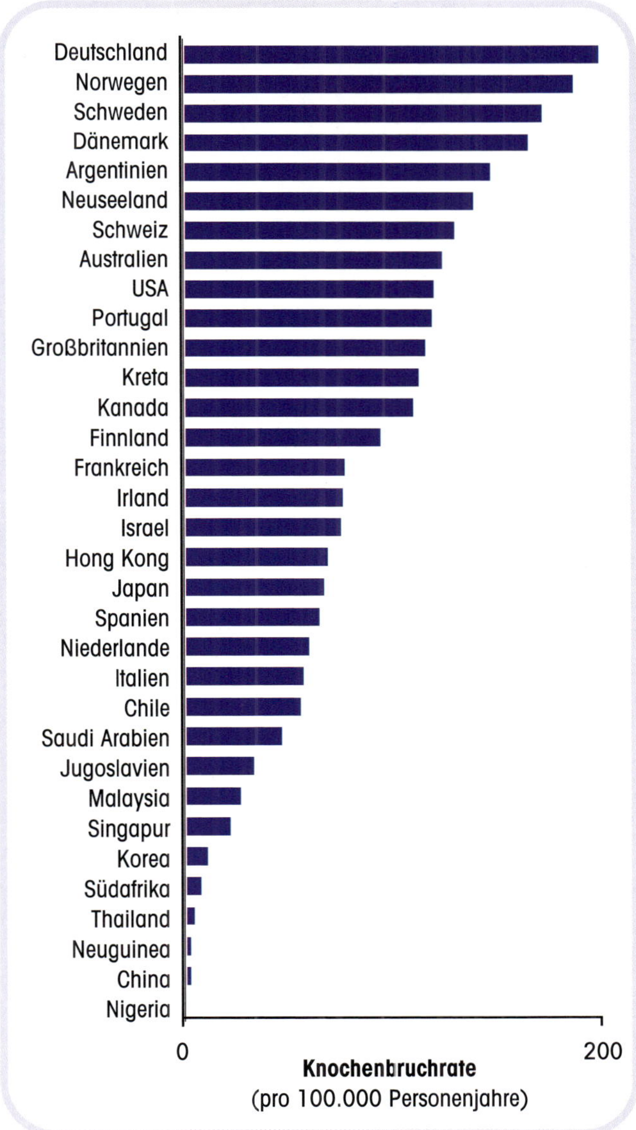

Fasten und Abnehmen

Anders als bei einer Diät, die im Allgemeinen eine Gewichtsreduktion durch ein vermindertes Angebot an Kalorien zum Ziel hat, wird beim Fasten bzw. Heilfasten vollständig auf feste Nahrung verzichtet. Beim Fasten stehen die Aktivierung der Selbstheilungskräfte des Körpers und eine Umstellung des Stoffwechsels im Vordergrund; meistens geht es hier weniger um eine Gewichtsreduktion.

Sowohl beim Abnehmen durch kalorienreduzierte Diäten als auch beim Fasten kommt es zu entscheidenden Veränderungen im Säure-Basen-Haushalt. Denn der Körper wird gezwungen, bei reduziertem Nahrungsangebot bzw. bei einer Nulldiät auf seine Fettreserven zurückzugreifen. Dieser je nach Zielsetzung gewünschte Fettabbau führt jedoch zu einer massiven Produktion von sogenannten Ketosäuren, die beim oxidativen Abbau von Fettsäuren entstehen und als zusätzliche Säuren den Stoffwechsel belasten und Pufferkapazitäten binden. Dies kann so weit gehen, dass es vorübergehend zu einer Übersäuerung (Ketoazidose) kommt, die wiederum den weiteren Fettabbau durch eine Verschlechterung des Stoffwechselmilieus erschwert. Und dies macht sich durch die Diät- bzw. Fastenkrisen bemerkbar, die einem einige Tage nach Beginn der Nahrungsumstellung das Leben schwer machen.

So konnte etwa gezeigt werden, dass bei jungen Frauen, die durch viertägiges Fasten eine Ketoazidose entwickelt hatten, allein durch eine gezielte Basenzufuhr die Calciumfreisetzung aus dem Knochen verhindert wurde. Besonders Diäten mit niedrigem Kohlenhydrat- und hohem Eiweißgehalt, die als Atkins-Diät berühmt geworden sind, rufen eine Übersäuerung mit erheblichen negativen Auswirkungen auf die Calciumbilanz und gleichzeitig verminderter Knochenneubildung hervor. Denn in der Regel fehlt ganz einfach der Basenausgleich durch Obst und Gemüse, die bei dieser Diätform nur in geringen Mengen verzehrt werden dürfen.

Vor allem beim sogenannten Heilfasten, wenn also – anders als bei einer Diät zur Gewichtsreduktion – über einen längeren Zeitraum überhaupt keine feste Nahrung mehr zugeführt wird, kommt es vor allem zu Beginn zu einer massiven Ketoazidose, die unbedingt durch die kombinierte Zufuhr von basischer Gemüsebrühe, Kräutertees oder Fruchtsaftschorlen und entsprechenden Basenprodukten ausgeglichen werden sollte, da ansonsten gesundheitliche Beeinträchtigungen zu erwarten sind. Heilfasten bedeutet für den Organismus ohnehin eine enorme Stresssituation; deshalb sollten chronisch Kranke wie z. B. Diabetiker oder Herz-Kreislauf-Patienten niemals ohne ärztliche Betreuung eine Fastenkur durchführen!

Der Erfolg des Fastens und Abnehmens stellt sich eher ein, wenn darauf geachtet wird, die zusätzlich anfallende Säureproduktion durch eine ausreichende Zufuhr von Obst, Gemüse und Salat zu kompensieren bzw. entsprechend auf Nahrungsergänzungsmittel zurückzugreifen für den Fall, dass über die Nährstoffaufnahme allein das Säure-Basen-Gleichgewicht nicht gewahrt werden kann.

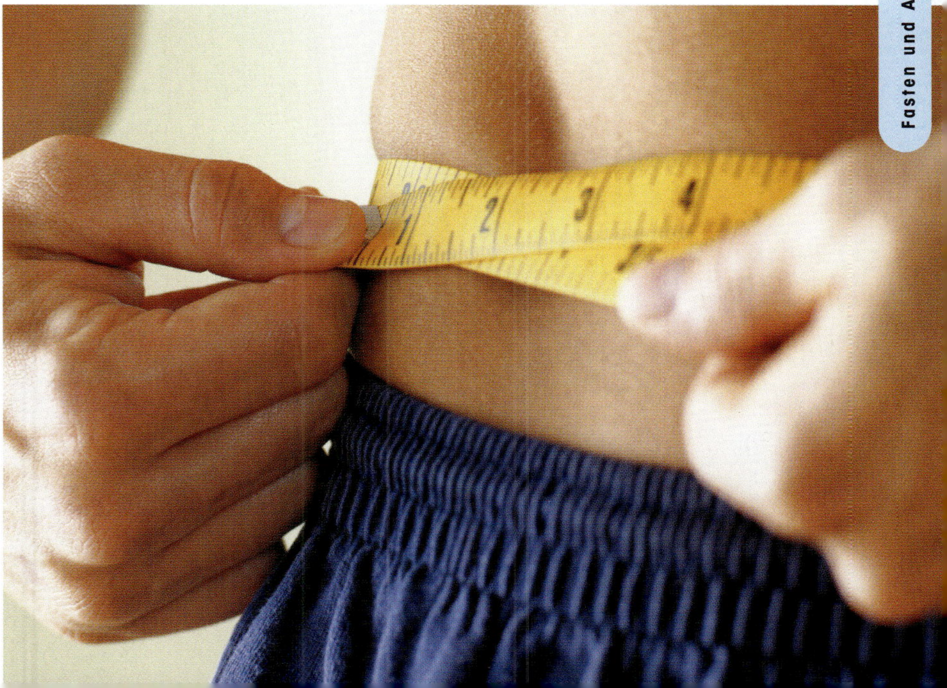

Sauer und basisch wirkende Lebensmittel

Welche Nährstoffe beeinflussen die Säure-Basen-Balance?
Der Säure-Basen-Haushalt lässt sich durch die Ernährung entscheidend beeinflussen. Allerdings wirken Lebensmittel, die sauer schmecken und einen «sauren pH» aufweisen, keineswegs automatisch säurebildend. «Saure Früchte» wie etwa die Zitrone liefern vielmehr reichlich Basen in Form von organisch gebundenen Mineralstoffen. Die organischen Säuren wie Zitronensäure, Essigsäure, Weinsäure, Milchsäure usw. beeinflussen den Säure-Basen-Haushalt also nicht, obwohl sie sauer schmecken. Die Mineralsalze dieser organischen Säuren, wie etwa Kalium-, Natrium-, Magnesium- und Calciumcitrat, welche in unserer Ernährung überwiegend in Obst, Gemüse und Salat vorkommen, entlasten den Säure-Basen-Haushalt. Bei der Verstoffwechslung dieser an Mineralstoffe gebundenen organischen Säurereste werden Wasserstoffionen (H^+) aus dem Körper entfernt.

Die Entstehung von Basen in unserem Körper hängt also entscheidend von der Verstoffwechslung (Metabolisierung) organischer Säureanionen ab. Die an diese organischen Anionen gebundenen Mineralstoffe entsprechen der Menge an Säure, die beim Abbau der Säureanionen entfernt werden kann. Weitere Nährstoffe mit ausgeprägter Wirkung auf den Säure-Basen-Haushalt sind Phosphate und Eiweiß. Beides führt nach Aufnahme und Metabolisierung zu einer deutlichen Säurebelastung.

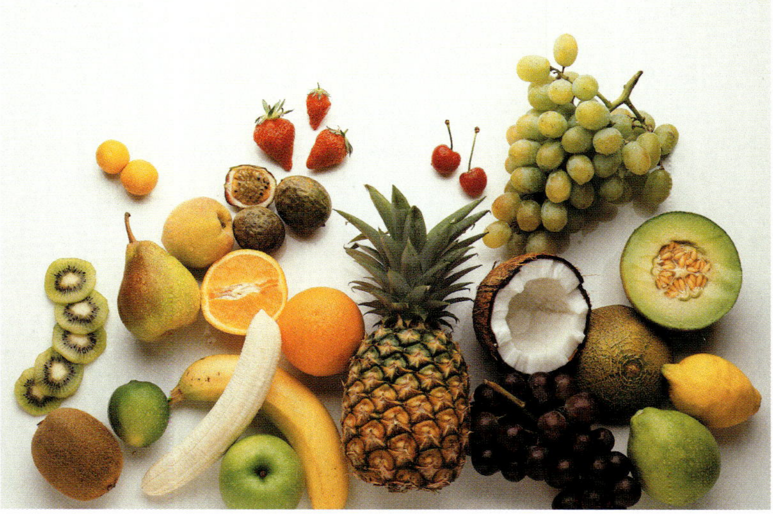

Für die Höhe der Säure- bzw. Basenbildung aus den einschlägigen Nahrungsbestandteilen ist auch der Darm von Bedeutung – und zwar über die Höhe der Aufnahme der einzelnen Nährstoffe, d. h. über deren Bioverfügbarkeit. Anders ausgedrückt, es können nur jene säure- oder basenbildenden Nährstoffe aus Lebensmitteln das Säure-Basen-Gleichgewicht beeinflussen, die aus dem Darm auch ins Blut aufgenommen werden und somit im Stoffwechsel zur Verfügung stehen. Ein Maß für die Basenzufuhr sind die Mineralstoffe Natrium, Kalium, Calcium und Magnesium. Die Säurebelastung wird durch den Gehalt von Phosphat, Chlorid, Sulfat und den in Protein enthaltenen Schwefel charakterisiert. Durch Bestimmung der durchschnittlichen Aufnahmequoten für diese Nahrungsbestandteile aus dem Darm und unter Berücksichtigung ihres Stoffwechsels im Körper kann beurteilt werden, ob ein Lebensmittel einen sauren oder basischen Effekt auf die Säure-Basen-Bilanz ausübt. Eine genaue Beurteilung der Auswirkungen einzelner Lebensmittel auf den Säure-Basen-Haushalt ist mit Hilfe eines in den letzten Jahren entwickelten wissenschaftlichen Verfahrens möglich, das alle Informationen für die einzelnen Nahrungsmittel rechnerisch verarbeitet. Dieses sogenannte PRAL-Verfahren (aus dem Englischen von «potential renal acid load») berücksichtigt im Gegensatz zu bisherigen Tabellen nicht nur den Gehalt an säure- bzw. basenbildenden Elementen in Nahrungsmitteln, sondern auch deren Aufnahme in den Körper und deren Verstoffwechslung. Dadurch können die physiologischen Gegebenheiten bei der Verdauung wesentlich genauer in die Bewertung miteinbezogen werden. Eine nach diesem Verfahren zusammengestellte Nahrungsmitteltabelle erlaubt uns also vorherzusagen, welche Menge Säure bzw. Base durch den Verzehr von jeweils 100 g eines Lebensmittels über die Nieren wieder ausgeschieden werden muss. Die vollständige Nahrungsmitteltabelle finden Sie gleich anschließend.

Nahrungsmitteltabelle

Die folgende Säure-Basen-Nahrungsmitteltabelle gibt in Milliäquivalent/100 g an, ob das jeweilige Nahrungsmittel einen basischen (blauer Bereich) oder säuernden (roter Bereich) Effekt auf den Säure-Basen-Haushalt ausübt bzw. wie viel Säure durch das Nahrungsmittel im Urin anfällt. Der Tabelle liegt oben erwähntes PRAL-Verfahren zugrunde.

Nahrungsmitteltabelle

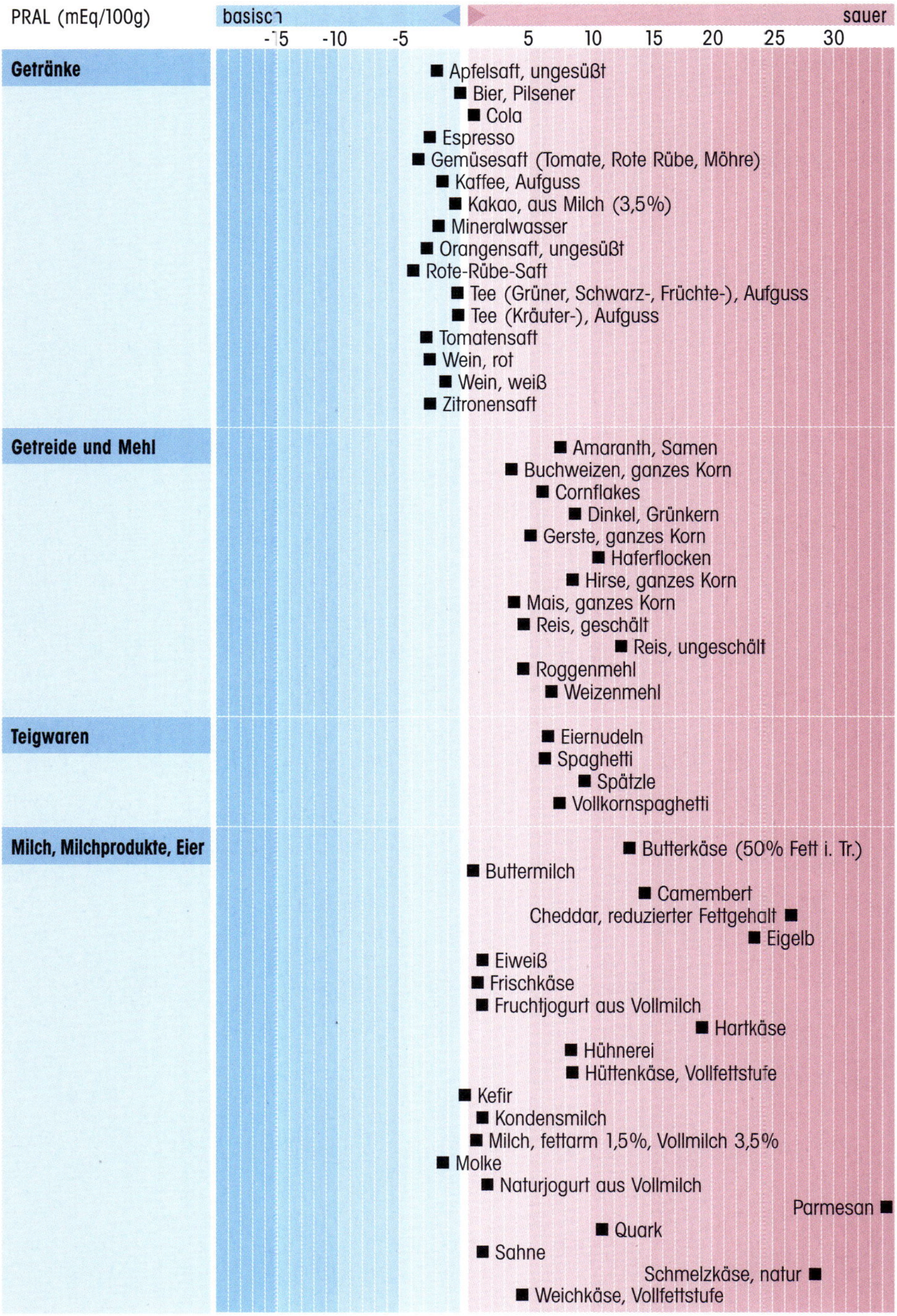

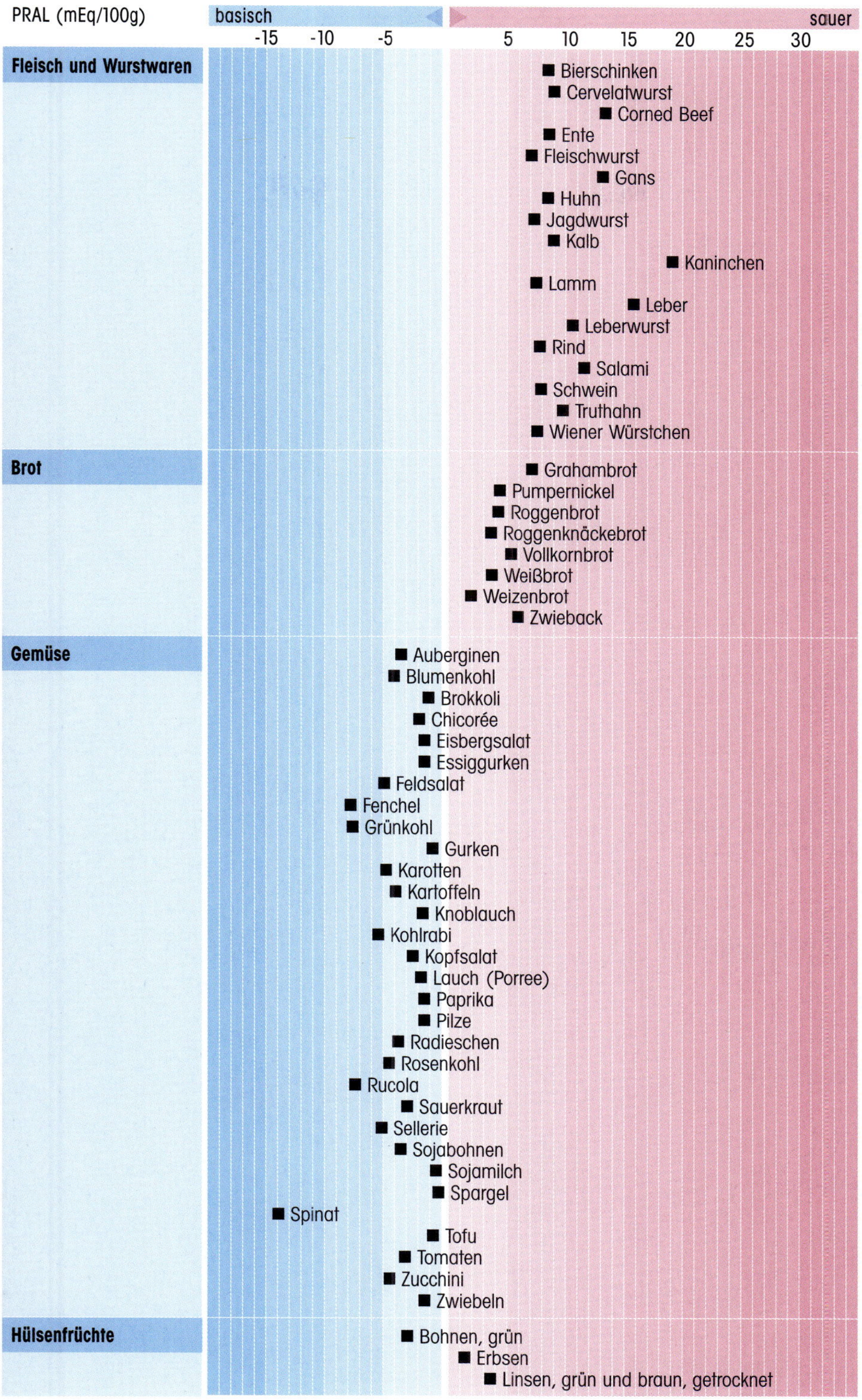

PRAL (mEq/100g)
basisch
sauer
-15
-10
-5
5
10
15
20
25
30
Fleisch und Wurstwaren
Bierschinken
Cervelatwurst
Corned Beef
Ente
Fleischwurst
Gans
Huhn
Jagdwurst
Kalb
Kaninchen
Lamm
Leber
Leberwurst
Rind
Salami
Schwein
Truthahn
Wiener Würstchen
Brot
Grahambrot
Pumpernickel
Roggenbrot
Roggenknäckebrot
Vollkornbrot
Weißbrot
Weizenbrot
Zwieback
Gemüse
Auberginen
Blumenkohl
Brokkoli
Chicorée
Eisbergsalat
Essiggurken
Feldsalat
Fenchel
Grünkohl
Gurken
Karotten
Kartoffeln
Knoblauch
Kohlrabi
Kopfsalat
Lauch (Porree)
Paprika
Pilze
Radieschen
Rosenkohl
Rucola
Sauerkraut
Sellerie
Sojabohnen
Sojamilch
Spargel
Spinat
Tofu
Tomaten
Zucchini
Zwiebeln
Hülsenfrüchte
Bohnen, grün
Erbsen
Linsen, grün und braun, getrocknet

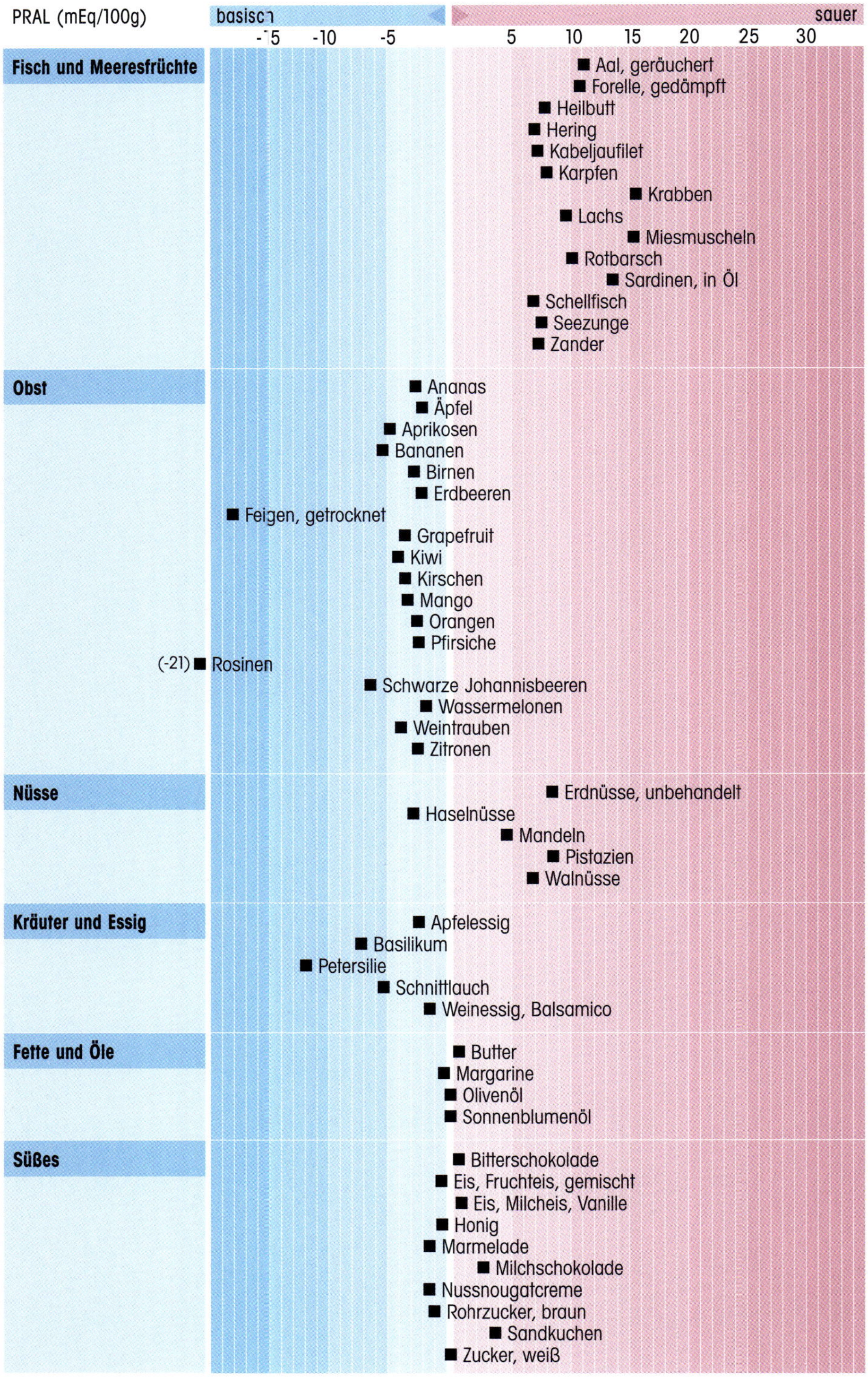

PRAL (mEq/100g)
basisch
sauer
-15
-10
-5
5
10
15
20
25
30
Fisch und Meeresfrüchte
Aal, geräuchert
Forelle, gedämpft
Heilbutt
Hering
Kabeljaufilet
Karpfen
Krabben
Lachs
Miesmuscheln
Rotbarsch
Sardinen, in Öl
Schellfisch
Seezunge
Zander
Obst
Ananas
Äpfel
Aprikosen
Bananen
Birnen
Erdbeeren
Feigen, getrocknet
Grapefruit
Kiwi
Kirschen
Mango
Orangen
Pfirsiche
(-21) Rosinen
Schwarze Johannisbeeren
Wassermelonen
Weintrauben
Zitronen
Nüsse
Erdnüsse, unbehandelt
Haselnüsse
Mandeln
Pistazien
Walnüsse
Kräuter und Essig
Apfelessig
Basilikum
Petersilie
Schnittlauch
Weinessig, Balsamico
Fette und Öle
Butter
Margarine
Olivenöl
Sonnenblumenöl
Süßes
Bitterschokolade
Eis, Fruchteis, gemischt
Eis, Milcheis, Vanille
Honig
Marmelade
Milchschokolade
Nussnougatcreme
Rohrzucker, braun
Sandkuchen
Zucker, weiß

Gesundheitliche Folgen einer chronischen Übersäuerung

Auswirkungen auf den Calcium- und den Knochenstoffwechsel

Unser Skelettsystem hat die wichtige Funktion, unseren Körper aufrecht zu halten. Dazu werden Knochen von genügender Stabilität benötigt. Knochen bestehen aus einem organischen und einem anorganischen Anteil. Der organische Teil bildet die strukturelle Basis dafür, dass Mineralstoffe in geordneter Weise eingelagert werden können, die dann für die Festigkeit des Knochens sorgen. Der organische Anteil des Knochens besteht aus verschiedenen Strukturproteinen (vor allem Kollagen) und Zellen. Wichtigster Faktor für die Knochenfestigkeit sind die anorganischen Mineralstoffe, hier vor allem das Apatit, eine Kristallstruktur aus Calcium und Phosphat. Darüber hinaus sind aber noch andere Mineralstoffe im Knochen eingebaut und für die Festigkeit ebenfalls wichtig – insbesondere Magnesium und verschiedene Spurenelemente.

Was passiert, wenn man einen Knochen in eine saure Lösung legt? Nach einiger Zeit ist der anorganische, mineralische Anteil des Knochens aufgelöst und der organische, weiche Anteil bleibt übrig. Säure ist also in der Lage, die Knochenfestigkeit erheblich zu beeinträchtigen.

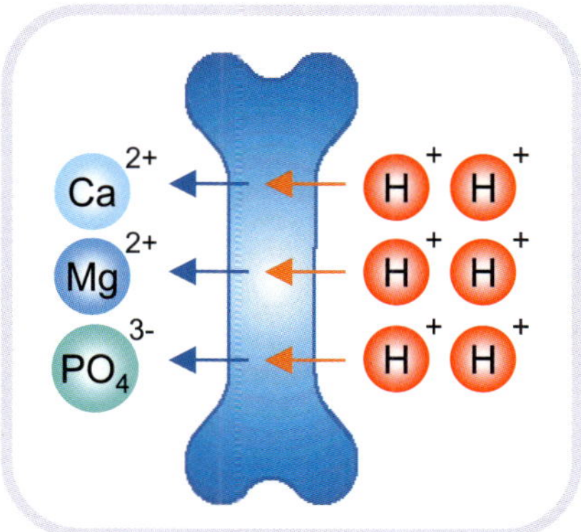

Säure (H^+) frisst buchstäblich Löcher in den Knochen und führt zur Freisetzung von anorganischem Calcium (Ca^{2+}), Magnesium (Mg^{2+}) und Phosphat (PO_4^{3-}).

Auswirkung von Säure auf die Aktivität der knochenaufbauenden (Osteoblasten) und knochenabbauenden (Osteoklasten) Zellen. Säure fördert den Knochenabbau durch Aktivierung der Osteoklasten. Gleichzeitig wird der Knochenaufbau durch Osteoblasten gehemmt.

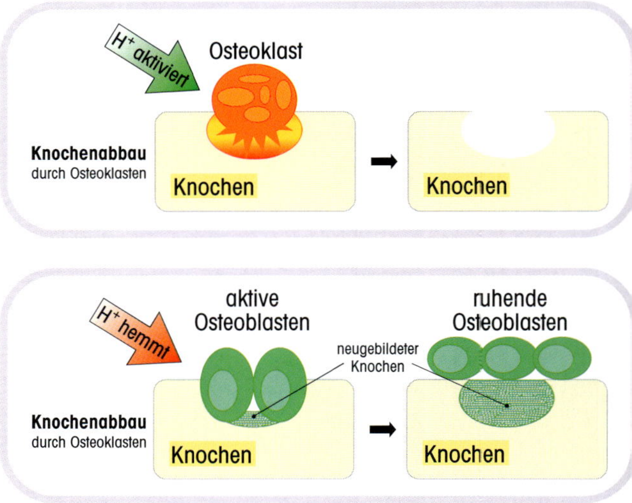

Effekt der Säure auf den Knochen

In den letzten Jahren haben die Ergebnisse vieler Untersuchungen gezeigt, dass dieser knochenauflösende Prozess nicht nur im Reagenzglas abläuft, sondern dass eine schleichende Übersäuerung auch im lebenden Menschen die Knochenfestigkeit erheblich beeinflusst.

Wie gesagt, muss zur Aufrechterhaltung eines konstanten pH ein Überschuss von Säure, den wir mit der Nahrung zu uns nehmen, ausgeschieden werden. Gelingt das nicht in vollem Umfang, wird zur Säureneutralisierung Bikarbonat verwendet, wobei Kohlendioxid und Wasser entstehen. Das Kohlendioxid wird abgeatmet und die Säure damit entfernt (vgl. Seite 29). Allerdings muss nun der Bikarbonatpuffer wieder aufgefüllt werden. Dies geschieht durch Ablösen von an der Knochenoberfläche gebundenem Bikarbonat (HCO_3^-). Des Weiteren wird durch eine minimale Verschiebung des pH-Werts am Knochen die Kristalloberfläche des Apatits angegriffen. Calcium wird durch Wasserstoffionen (H^+) verdrängt, wodurch auch das in das Kristallgitter eingebaute Phosphat gelöst wird. Im Endeffekt nimmt dann die gelöste Menge von Calcium und Phosphat zu. Diese Mineralien gelangen anschließend ins Blut und werden über die Nieren wieder ausgeschieden. Eine Übersäuerung führt über diesen Mechanismus zu einem Verlust von Mineralstoffen, insbesondere von Calcium aus dem Knochen.

Dieser physikalisch-chemische Effekt wird noch erheblich dadurch verstärkt, dass durch eine Übersäuerung auch die Aktivität von knochenauf- und -abbauenden Zellen verändert wird. Prinzipiell sind für den Auf- und Abbau des Knochens verschiedene Zellsorten verantwortlich. Die Osteoblasten bauen den Knochen auf, während ihn die Osteoklasten abbauen. Diese Prozesse laufen kontinuierlich nebeneinander ab, so dass sich der Knochen in einem ständigen Umbauprozess befindet. Innerhalb eines Zeitraums von 10 Jahren hat sich unser Skelett einmal vollständig erneuert. Hierbei muss die Aktivität der knochenauf- und -abbauenden Zellen fein aufeinander abgestimmt sein, damit weder zu viel noch zu wenig Knochen neu gebildet wird.

Es konnte nun gezeigt werden, dass in Osteoblasten durch eine geringfügige Verschiebung des pH zum Sauren hin verschiedene Signalstoffe gebildet werden, die von den Osteoblasten abgegeben werden und andere Zellen, insbesondere Osteoklasten, aktivieren. Geschieht dies über einen längeren Zeitraum hinweg, führt das dazu, dass der Knochenabbau überwiegt. Langfristig wird durch diesen Prozess das Risiko für Osteoporose (Knochenaufweichung) und Knochenbrüche erheblich erhöht. Heute versucht man mit verschiedenen Substanzen die Faktoren, die für die Aktivierung der Osteoklasten verantwortlich sind, abzufangen und so eine Therapie für Osteoporose zu finden. Wesentlich ursachenbezogener und erfolgsversprechender wäre es jedoch, die Aktivierung des Knochenabbaus, also die Aktivierung der Osteoklasten durch Säure, von vornherein zu unterbinden, indem man es gar nicht zu einer Übersäuerung kommen lässt.

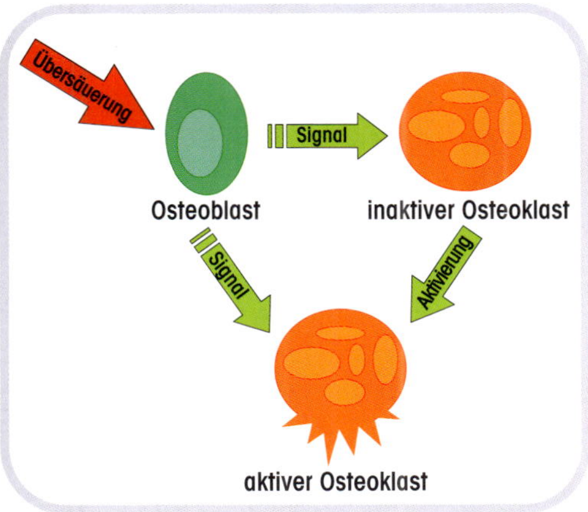

Mechanismus der Wirkung von Säure auf den Knochen. Durch Säure reifen inaktive Vorstufen der Osteoklasten über ein von Osteoblasten ausgesendetes Signal zu aktiven Osteoklasten heran. Dieses Signal aktiviert die Osteoklasten auch auf direktem Weg. Ausgelöst wird dieses Signal durch eine Übersäuerung, die so zu einem verstärkten Abbau von Knochenmasse führt.

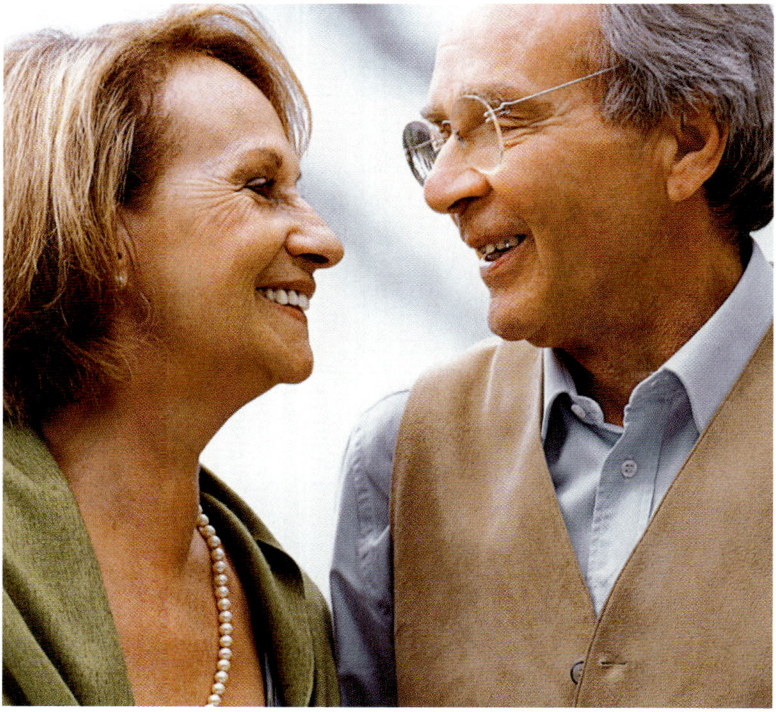

Osteoporose

Untersuchungen an verschiedenen Bevölkerungsgruppen unterschiedlicher Länder haben gezeigt, dass eine Ernährung mit hoher Säurezufuhr regelmäßig mit einer geringeren Knochendichte einhergeht, während eine hohe Basenzufuhr die Knochenfestigkeit erhält und vor Osteoporose schützt. Bereits in fossilen Funden von Menschenknochen aus der Steinzeit zeigte sich eine sehr hohe Knochenfestigkeit. Und dies obwohl ihre Nahrung trotz hohen Eiweißanteils vermutlich überwiegend basisch war. Ein hoher Eiweißgehalt der Nahrung ist günstig für den Knochen, da hierdurch ausreichend Bausteine (Aminosäuren) für das organische Knochengerüst zur Verfügung gestellt werden. Außerdem werden mit einer eiweißreichen Nahrung auch Wachstumsfaktoren zugeführt, die die Knochenbildung unterstützen. Andererseits enthält gerade Eiweiß die für die Säurebelastung verantwortlichen schwefelhaltigen Aminosäuren Methionin und Cystein. Eiweiß allein hat somit gleichzeitig einen positiven und negativen Effekt auf die Knochenbildung. Erst wenn die Belastung des Säure-Basen-Haushalts durch Eiweiß von einer ausreichenden Zufuhr basisch wirkender Lebensmittel begleitet wird, kommt der positive Effekt auf den Knochen zum Tragen.

Dies erklärt auch die manchmal widersprüchlichen Ergebnisse früherer Untersuchungen, von denen einige zum Schluss kamen, ein hoher Konsum von Eiweiß sei günstig für den Knochen, während andere genau das Gegenteil fanden. Eiweiß wird immer dann positiv für den Knochen sein, wenn gleichzeitig viel basisch wirkendes Obst, Gemüse und Salat verzehrt wird. Untersuchungen schon an Kindern haben gezeigt, dass eine gute Knochengesundheit nur dann zu erreichen ist, wenn neben einer hohen Eiweißzufuhr viel basische Lebensmittel verzehrt wurden.

Die Empfehlung, zur Osteoporosevorbeugung den Verzehr allein von calciumreichen Milchprodukten zu erhöhen, die auf den Stoffwechsel sauer wirken (siehe Tabelle Seite 58 ff.), ist nach aktuellem Wissen nur dann vertretbar, wenn gleichzeitig empfohlen wird, auch mehr Obst, Salat und Gemüse zu essen. Ohne diese Änderung in der Ernährung wird auch die erhöhte Zufuhr von Calcium zu keiner Verbesserung der Knochengesundheit führen. Es ist deshalb fraglich, ob eine erhöhte Zufuhr von Calcium und Vitamin D allein ausreicht, um die Osteoporose zu begrenzen. Vielmehr wäre es sinnvoll, durch einen Ausgleich der Übersäuerung den Calciumverlust aus den Knochen zu verhindern. Eine Therapie der Osteoporose mit Basenpräparaten und Vitamin D ist aus diesem Grund sinnvoller als eine mit Calcium allein.

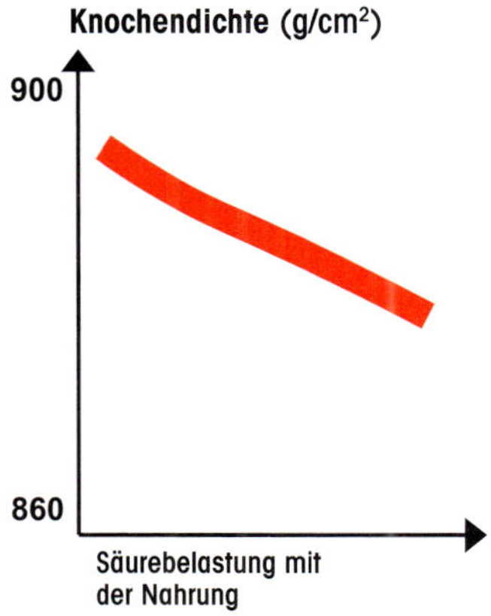

Zusammenhang zwischen ernährungsbedingter Säurebelastung und Knochendichte. Mit von links nach rechts zunehmender Säurebelastung nimmt die Knochendichte ab.

Auswirkungen auf die Funktion des Bindegewebes

Neben dem Knochen ist das Bindegewebe ein weiterer wesentlicher Bereich des Körpers, der für die Pufferung der Säurekonzentration des Blutes herangezogen werden kann.

Sowohl die mineralischen Bestandteile des Knochens als auch die nichtzellulären Bestandteile des Bindegewebes werden zur sogenannten extrazellulären Matrix gerechnet. Unter der extrazellulären Matrix versteht man jene Gewebeanteile, die von den Zellen produziert und in den Raum zwischen den Zellen abgegeben werden und dort fest verankert vorliegen. Die Bestandteile der extrazellulären Matrix sind besonders für die Eigenschaften des Binde- und Stützgewebes maßgebend. Diese Matrix ist wesentlich für die Formgebung von Geweben und Organen, den Wassergehalt und die Elastizität der Gewebe sowie die Zugfestigkeit und Stabilität der Knochen, Sehnen und Bänder verantwortlich. Es gibt aber auch zunehmend Hinweise darauf, dass die Matrixbestandteile nicht nur für die Struktur der Gewebe von großer Bedeutung sind, sondern auch eine wichtige Funktion für die Kommunikation zwischen den Zellen haben; die Informationsübertragung zwischen den Zellen wird demgemäß durch die Moleküle der extrazellulären Matrix ermöglicht und beeinflusst.

Die extrazelluläre Matrix besteht zu großen Teilen aus verschiedenen Eiweißen und Zucker-Eiweiß-Komponenten bzw. aus bestimmten Mehrfachzuckern. Mehrfachzucker sind zu Ketten aneinander gereihte Zuckerbausteine. Eine wichtige Zucker-Eiweiß-Komponente der extrazellulären Matrix ist das Proteoglykan, das aus an Eiweiß gebundenen Seitenketten aus Glukosaminoglykanen besteht. Besonders im Knorpel wird die Rolle von Proteoglykanen hinsichtlich der Eigenschaften der extrazellulären Matrix deutlich: Proteoglykane können viel Wasser binden und sind so für die Flexibilität und Elastizität des Gewebes, in dem sie sich befinden, von Bedeutung. Die Wasserbindung der Proteoglykane beruht darauf, dass diese Substanzen sehr viele negativ geladene chemische Gruppen enthalten. Überall dort, wo viel Ladung vorhanden ist, können auch viele Wassermoleküle angelagert werden. Diese Wasserbindung ist deshalb besonders wichtig, weil das gebundene Wasser bei mechanischer Belastung wie aus einem Schwamm herausgepresst werden kann.

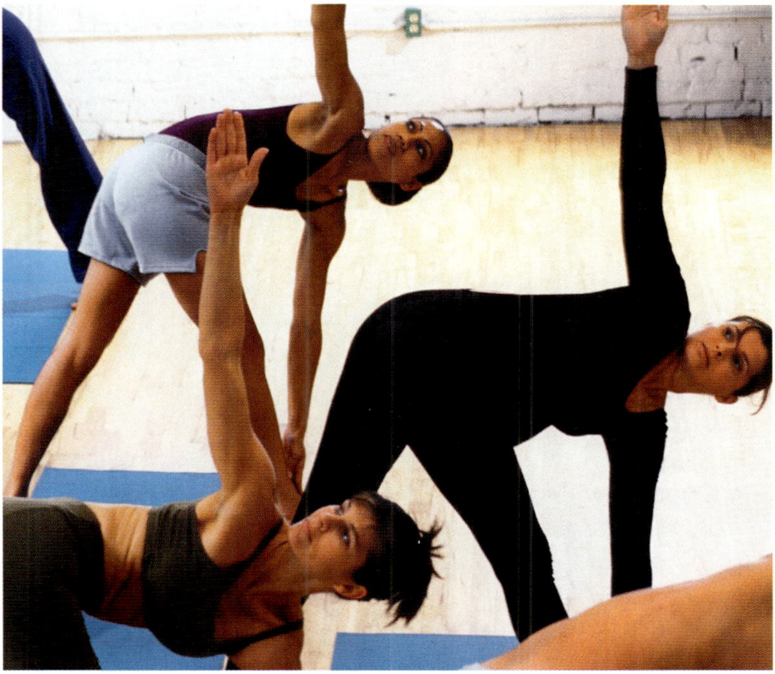

Mechanische Belastung, wie sie etwa in einem Gelenk auftritt, kann so abgepuffert werden. Lässt die Belastung nach, so strömt das Wasser wieder in die Gewebestrukturen zurück. Die Wasserbindungsfähigkeit stellt somit eine der zentralen Funktionen der extrazellulären Matrix dar. Kommt es zu einer erhöhten Säurebelastung im Körper, so wird ein Teil der negativen Ladungen der Proteoglykane durch die positiv geladenen Wasserstoffionen (H^+) neutralisiert. Je mehr Säure gebunden wird, desto mehr negative Ladungen verschwinden. Damit geht die Fähigkeit dieser chemischen Strukturen, Wasser zu binden, verloren. Als Folge kommt es zu einer verminderten mechanischen Abpufferung etwa im Knorpelgewebe sowie zu nachlassender Elastizität des Gewebes. Dieses «Austrocknen» des Bindegewebes führt dann zuerst zu einer eingeschränkten mechanischen Belastbarkeit und im Extremfall zu erhöhter Verletzungsanfälligkeit der Sehnen und Bänder.

In der Naturheilkunde ist seit langem bekannt, dass Entsäuerungstherapien bei verschiedenen Erkrankungen im Bereich des Bindegewebes erfolgreich angewendet werden können. Diese Einzelbeobachtungen konnten inzwischen auch in klinischen Studien bestätigt werden.

Chronische Rückenschmerzen

Fast jeder leidet irgendwann im Laufe seines Lebens an Rückenschmerzen. Diese oft plötzlich auftretende und sehr schmerzhafte Beeinträchtigung (Hexenschuss) verschwindet meistens innerhalb weniger Tage wieder. Bei einem Teil der Betroffenen halten die Schmerzen jedoch über einen langen Zeitraum an und können chronisch werden. Die Spontanheilungsrate bei diesen Patienten ist sehr gering.

Nur bei einer Minderheit der Erkrankten lassen sich Änderungen an der Wirbelsäule direkt als Auslöser der Schmerzen ausmachen. Bei der Mehrzahl der Patienten ist die genaue Schmerzursache unklar. Verstärkt wird der Schmerz offenbar durch eine chronische Übersäuerung des Bindegewebes. Klinische Untersuchungen an Patienten mit Rückenschmerzen, die bereits länger als 3 Monate bestanden, haben gezeigt, dass die Einnahme eines Basenpräparates (Basica®) über vier Wochen hinweg zu einer erheblichen Verminderung der Schmerzproblematik führte. Die Beweglichkeit und die Lebensqualität der Patienten ließen sich durch die Basentherapie deutlich verbessern (siehe Abbildung unten). Diese Ergebnisse zeigen, dass bei Schmerzen im Bindegewebe mit unklarer Ursache auf jeden Fall eine Entsäuerungstherapie versucht werden sollte, da hiermit die Beschwerden häufig vermindert werden können und der Verbrauch von Schmerzmitteln, die oft ein ausgeprägtes Nebenwirkungsprofil haben, eingedämmt werden kann.

Rückenschmerzindex vor und nach 4-wöchiger Basensupplementierung (Basica®). Durch die Baseneinnahme vermindern sich die Rückenschmerzen deutlich.

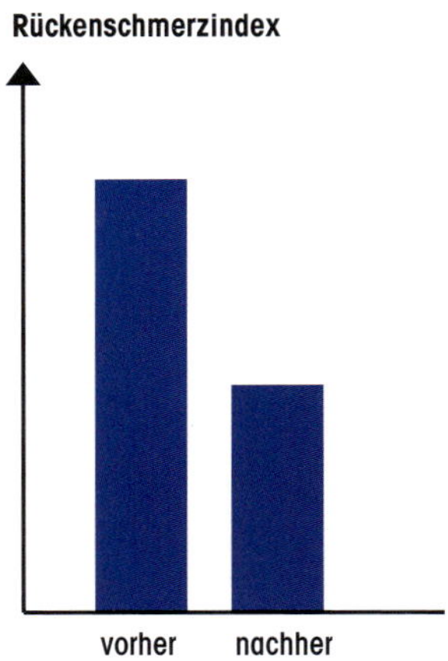

Dass eine Änderung des pH-Wertes im Bindegewebe direkt zu Schmerzen führen kann, belegen Untersuchungen, bei denen freiwilligen Versuchspersonen Lösungen mit unterschiedlichem Säuregrad unter die Haut gespritzt wurden. Bereits bei einer geringfügig höheren Säurekonzentration als physiologisch üblich empfanden die Probanden erhebliche Schmerzen. Wie man inzwischen weiß, ist Säure direkt in der Lage, Schmerzrezeptoren anzuregen und so die Schmerzwahrnehmung im Gehirn auszulösen.

Wenn eine chronische Übersäuerung im Bindegewebe vorhanden ist, ist die Schwelle zur Auslösung von Schmerzen immer bereits erheblich herabgesetzt. Kommen spezifische Erkrankungen hinzu, wird oft die Schwelle der Schmerzwahrnehmung überschritten, denn durch den Krankheitsprozess wird das Immunsystem aktiviert und dabei zusätzlich Säure freigesetzt.

Rheumatoide Arthritis

Schmerzen treten also auch dann auf, wenn bei einer chronischen Übersäuerung im Stoffwechsel zusätzlich Säure produziert wird. Dies ist der Fall, wenn die Zellen nicht mehr ausreichend mit Sauerstoff versorgt werden. Unter diesen Umständen wird zur Energiegewinnung in der Zelle der Brennstoff Glukose unvollständig abgebaut, und als Endprodukt dieser sogenannten «anaeroben Glykolyse» entsteht Milchsäure (siehe hierzu auch Seite 80 ff.). Normalerweise kann diese Säurebelastung im Gewebe durch das vorhandene Pufferreservoir abgefangen werden. Im bereits säurebelasteten Organismus kann dies jedoch nicht mehr in ausreichendem Umfang geschehen und es kommt zu Schmerzen. Eine Basentherapie setzt somit die Schwelle für die Auslösung von Schmerzempfindungen herauf, d. h. die Schmerzwahrnehmung wird herabgesetzt.

Von besonderer Bedeutung ist dieser Prozess bei der Krankheit der rheumatoiden Arthritis. Bei dieser umgangssprachlich als Rheuma bezeichneten Krankheit leitet eine gegen das eigene Gewebe gerichtete Abwehrreaktion einen Prozess ein, bei dem insbesondere in den Gelenken die schützende Knorpelschicht angegriffen wird. Auch hierbei spielt der Säure-Basen-Haushalt eine Rolle. Untersuchungen zeigten, dass bei Rheumapatienten die Flüssigkeit im Gelenkspalt deutlich saurer ist als bei Gesunden. Das bedeutet, dass in diesem Fall die Schwelle zur

Auslösung von Schmerzen eher erreicht wird, als das normalerweise der Fall ist. Da bei Rheumapatienten gerade die Schmerzproblematik im Vordergrund der Beschwerden steht, bietet sich auch hier eine Basentherapie an. Untersuchungen zur Wirksamkeit eines Basenpräparats (Basica® Vital) bei Patienten mit chronischer rheumatoider Arthritis ergaben, dass die Einnahme des Basenpräparats zu einer erheblichen Verminderung der Schmerzproblematik führte (siehe Abbildung unten). Die Lebensqualität der Patienten verbesserte sich wesentlich im Vergleich zu Patienten, die kein Basenpräparat erhielten. Der Bedarf an schmerz- und entzündungshemmenden Medikamenten (Antirheumatika) konnte durch die Basentherapie ebenfalls reduziert werden. Überraschenderweise zeigte sich in diesen Untersuchungen, dass die Basentherapie die Bildung der körpereigenen Antischmerzsubstanzen, der sogenannten Endorphine, deutlich anregte. Die Herstellung oder der Abbau dieser auch als «Glückshormone» bezeichneten Substanzen wird offensichtlich durch das Säure-Basen-Gleichgewicht beeinflusst.

Bisher gibt es keine grundsätzliche Heilmethode für Rheuma. Es ist deshalb von besonderer Bedeutung, dass durch die nebenwirkungsfreie Basentherapie eine deutliche Verbesserung erreicht werden kann und sich so auch die Einnahme von Antirheumatika mit hohem Nebenwirkungspotential einschränken lässt.

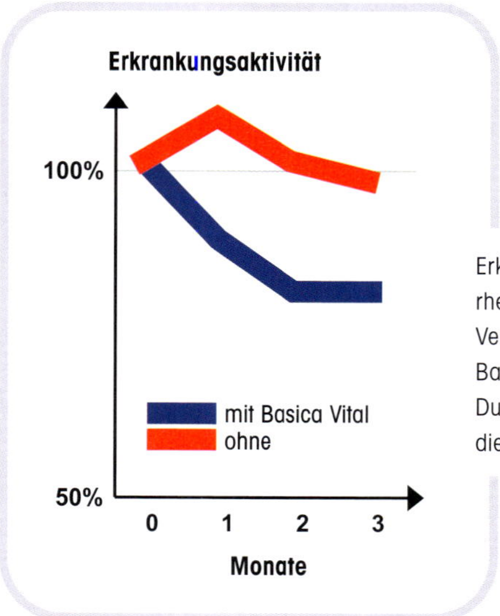

Erkrankungsaktivität von Patienten mit rheumatoider Arthritis (Gelenkrheuma) im Verlauf von 3 Monaten mit und ohne Basensupplementierung (Basica® Vital). Durch die Baseneinnahme verbessert sich die rheumatoide Arthritis deutlich.

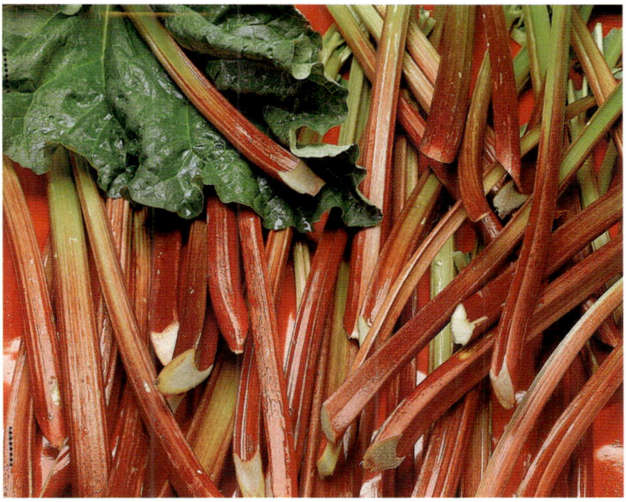

Auswirkung auf die Bildung von Nierensteinen

Auf Seite 42f. wurden die Anpassungsmechanismen der Niere an eine chronische Übersäuerung bereits ausführlich beschrieben. Eine der Folgen dieser Anpassung besteht darin, dass bei steigender Säurebelastung die Konzentration von löslichen Citraten im Urin sinkt und gleichzeitig die Calciumkonzentration ansteigt. Es besteht also die Gefahr einer Übersättigung des Urins mit an der Bildung von Nierensteinen beteiligten Substanzen wie z. B. Calcium. Die Löslichkeit dieser Substanzen hängt von ihrer Konzentration und vom pH-Wert des Urins ab. Je weniger Citrat im Urin vorhanden ist, desto weniger lösliches Calciumcitrat kann ausgeschieden und somit Calcium der Steinbildung entzogen werden.

Eine besonders häufig vorkommende Nierensteinart sind Steine vom Calciumoxalat-Typ. Oxalsäure und Kaliumoxalat, das Kaliumsalz der Oxalsäure, sind z. B. in Rhabarber, Spinat, Bambussprossen und im Kakao enthalten. Klee und Sauerampfer enthalten sogar relativ große Mengen (etwa 0,5 %). Oxalsäure ist aber unter anderem auch ein Abbauprodukt von Vitamin C, das mit dem Urin ausgeschieden wird.

Oxalsäure bildet mit Calcium unlösliches Calciumoxalat, das in 65 % der Fälle als Hauptbestandteil von Nierensteinen gefunden wird. Nicht nur der häufige Verzehr von oxalsäurereichen Lebensmitteln, sondern auch eine chronische Übersäuerung erhöhen das Risiko für die Bildung von Nierensteinen dieses Typs.

In Untersuchungen konnte gezeigt werden, dass durch eine gesteigerte Basenzufuhr etwa in Form von Kaliumcitrat bei bereits bestehenden Calciumoxalat-Steinen eine weitere Vergrößerung der Steine verhindert und so die damit verbundenen Beschwerden deutlich gelindert werden konnten. Neben Calciumoxalat und Harnsäure sind auch Calciumhydrogenphosphat (Brushit) und Magnesium-Ammonium-Phosphat (Struvit) wichtige, jedoch sehr viel seltener vorkommende Komponenten von Nierensteinen, deren Löslichkeit im Gegensatz zu Calciumoxalat mit sinkendem Urin-pH zunimmt. Die genaue Kenntnis der Zusammensetzung des Nierensteins ist also unbedingte Voraussetzung für eine erfolgreiche Behandlung und die richtigen Ernährungsvorschriften.

Weitere gesundheitliche Aspekte

Grundsätzlich ist die Beteiligung von Änderungen im Säure-Basen-Gleichgewicht noch bei einer großen Zahl anderer Erkrankungen bzw. Stoffwechselproblemen möglich. Systematische Untersuchungen hierzu fehlen jedoch leider häufig. Die biochemischen und physiologischen Kenntnisse haben sich in der letzten Zeit jedoch so erweitert, dass für viele Krankheitsprozesse Änderungen im Säure-Basen-Gleichgewicht als begünstigend oder gar als mitverursachend angenommen werden können.

Alzheimer-Erkrankung – Amyloidose

Wie auf Seite 80ff im Zusammenhang mit dem Thema Sport beschrieben wird, können im Bereich zwischen den Zellen erhebliche Änderungen des physiologischen pH-Werts vorkommen. Wenn die Pufferfähigkeit in der Umgebung allerdings nicht ausreicht, kann eine Ansäuerung dazu führen, dass sich die Löslichkeit bestimmter Proteine verändert. Bei physiologischem pH von 7,4 liegen die meisten Eiweiße in gelöster Form vor. Geringfügige Abweichungen können aber bereits eine Ausfällung, also eine strukturelle Veränderung von Proteinen verursachen. Vergleichbar wäre dies etwa mit dem Übergang von flüssigem Eiklar zu festem, weißem Eiweiß durch Hitze beim Eierkochen. Gleiches würde auch durch Säure passieren. Bei der seltenen Erbkrankheit der familiären Amyloidose, bei der es zu Ablagerungen von weitgehend unlöslichen Proteinen an Nerven und Muskelfasern des Herzens und der Blutgefäße kommt, wird ein solcher Mechanismus diskutiert. So konnte beispielsweise gezeigt werden, dass geringfügige Änderungen des pH in der extrazellulären Flüssigkeit bei Patienten mit familiärer Amyloidose entsprechende Ablagerungen und die damit verbundenen Funktionsbeeinträchtigungen begünstigen können. Bei Einhaltung einer Diät, die u. a. für eine erhöhte Basenzufuhr sorgt, kann das Fortschreiten der Krankheit verzögert werden.

Ähnliche Effekte könnten bei einer weiteren, sehr viel häufigeren Erkrankung zum Tragen kommen, der Alzheimer-Demenz. Bei dieser Krankheit kommt es im Gehirn ebenfalls zur Ablagerung unlöslicher Proteine (Alzheimer-Plaque), wodurch die Signalleitfähigkeit der Nerven eingeschränkt wird. Es kommt dadurch zu Beeinträchtigungen des Erinnerungs-, Sprach-, Orientierungs- und Denkvermögens. Experimentelle Untersuchungen zeigten, dass nur bei zum Sauren hin verschobenem pH-Wert Ablagerungen von unlöslicher Alzheimer-Plaque auftritt, nicht hingegen bei normalem pH. Wie an anderer Stelle bereits beschrieben, nimmt mit zunehmendem Alter die Gefahr einer Übersäuerung ohnehin zu (vgl. untere Abbildung Seite 43). Gleichzeitig steigt auch das Risiko für Demenzerkrankungen. Es bleibt zukünftigen Untersuchungen vorbehalten festzustellen, ob sich möglicherweise ein Teil dieser Probleme durch eine konsequente Erhöhung der Basenzufuhr – nicht erst im Alter – vermeiden ließen. Es sei auch darauf hingewiesen, dass die Verwender von Basenpräparaten regelmäßig über eine allgemeine Verbesserung des Wohlbefindens nach der Einnahme von Basenpräparaten berichten. Man fühlt sich einfach besser, ohne spezifische Änderungen bei bestimmten Körperfunktionen angeben zu können. Dies könnte dadurch erklärt werden, dass bereits vorhandene und noch geringfügige Ablagerungen an Nerven wieder abgebaut werden, dadurch die Nervenfunktion verbessert und so ein höheres Wohlbefinden hervorgerufen wird.

Diabetes mellitus

Eine besondere Rolle spielt das Säure-Basen-Gleichgewicht auch bei der Zuckerkrankheit (Diabetes mellitus). Immer mehr Menschen sind von dem Erwachsenentyp, dem Diabetes Typ II, betroffen. Ursache ist eine Erschöpfung der Insulinproduktion, des Hormons, das für die Regulation der Blutzuckerkonzentration verantwortlich ist. Fehlt Insulin, so wird im Stoffwechsel vermehrt Fett abgebaut, und es entstehen saure Abbauprodukte, die sogenannten Ketosäuren. Ein schlecht eingestellter Diabetiker ist deshalb oft von einer Stoffwechselübersäuerung betroffen. Eine basenreiche Ernährung hilft dem Diabetiker nicht nur, diese Übersäuerung abzupuffern, sondern leistet aufgrund des hohen Anteils von Obst, Gemüse und Salat auch einen wichtigen Beitrag zur Diättherapie der Zuckerkrankheit.

Gicht

Gicht ist eine Stoffwechselkrankheit, bei der ein Übermaß an Harnsäure im Körper vorhanden ist. Diese Harnsäure kann dann im akuten Gichtanfall insbesondere in Gelenken auskristallisieren, und diese Kristalle sind es, die in der Folge zu den massiven Schmerzen und Entzündungsreaktionen führen. Harnsäure entsteht beim Abbau von Purinen, die allgemein in tierischen Lebensmitteln, vor allem in Innereien, in größerer Menge vorkommen. Die Löslichkeit der Harnsäure wird wesentlich vom pH-Wert bestimmt; je saurer die umgebende Flüssigkeit, desto eher fallen Harnsäurekristalle aus. Diese Kristalle entstehen nicht im Blut, sondern im Bindegewebe, also dort, wo häufig eine Übersäuerung auftritt. Liegt eine Übersäuerung vor, so ist auch die Ausscheidung der Harnsäure über die Nieren vermindert, womit das Risiko für einen Gichtanfall steigt. Eine basenreiche und purinarme Ernährung sowie Basenpräparate stellen somit eine sinnvolle Maßnahme dar, das Gichtrisiko einzuschränken bzw. bei Vorliegen erhöhter Harnsäurekonzentrationen im Blut einen Gichtanfall zu vermeiden.

Cellulite

Cellulite, auch als Orangenhaut bekannt, ist eine Bindegewebsschwäche, die fast nur Frauen betrifft. Sie tritt hormonell bedingt hauptsächlich an den Beinen, den Oberarmen und den Hüften auf und äußert sich optisch in Form von Dellen und bei intensiveren Ausprägungen auch in Form farblicher Veränderungen der Haut. Es handelt sich dabei um Fettzellen, die sich aufgrund des speziellen Aufbaus der weiblichen Haut dicht unter der Oberfläche ablagern. Eine wesentliche Ursache der Cellulite kann eine chronische Übersäuerung sein. Die dadurch hervorgerufenen Veränderungen im Bindegewebe erleichtern die Ablagerung von Fettzellen. Cellulite wird somit durch eine chronische Übersäuerung erheblich begünstigt. Dementsprechend stellt eine ausreichende Basenzufuhr einen Grundpfeiler der Cellulite-Behandlung dar.

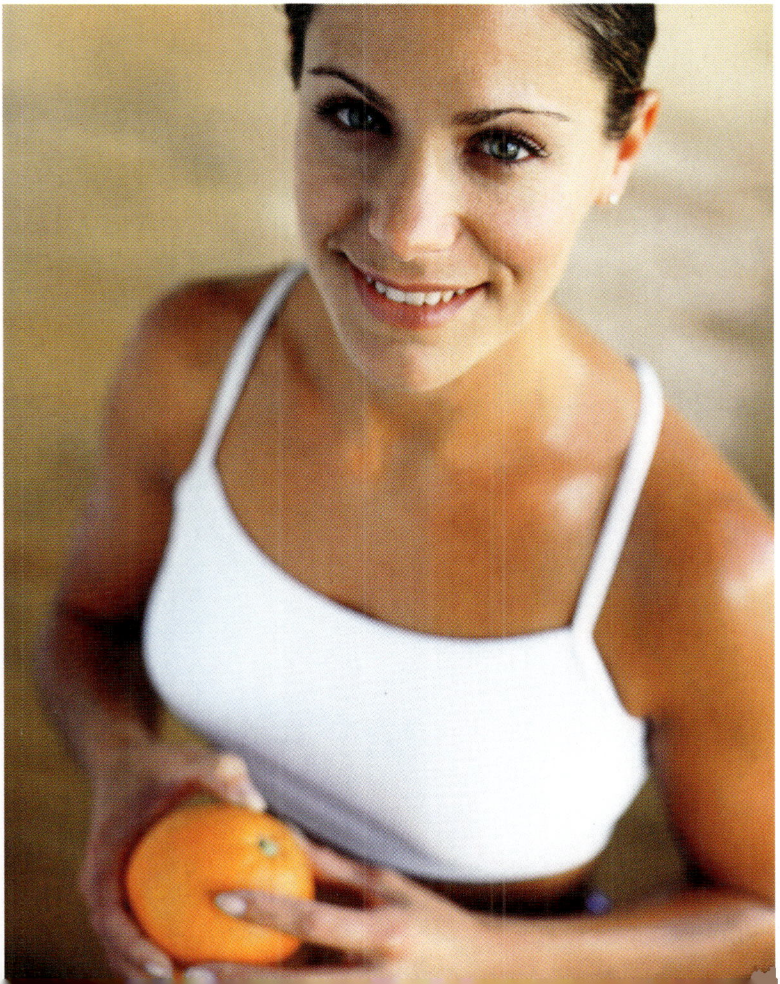

Methoden zur Bestimmung des Säure-Basen-Status

Welche Fragen Sie sich selbst stellen sollten

Die im vorangegangenen Kapitel dargestellten gesundheitlichen Folgen einer chronischen Übersäuerung und die damit verbundenen vielfältigen Symptome können als grober Indikator für eine Übersäuerung dienen. Da sich Änderungen im Säure-Basen-Haushalt ganz allgemein auf den Körper auswirken, können demzufolge ganz verschiedene Symptome auf ein Ungleichgewicht im Säure-Basen-Haushalt hindeuten. Häufig werden folgende Symptome genannt: Konzentrationsschwäche, Gewichtszunahme, Ein- und Durchschlafstörungen, häufige Stimmungsschwankungen, rheumatische Rücken- und Gelenkschmerzen, häufige Verdauungsprobleme wie Verstopfung, Blähungen, Veränderungen der Struktur, Elastizität und Farbe von Haut, Haaren und Nägeln, häufiges nächtliches Schwitzen.

Insbesondere eine kritische Auseinandersetzung mit der persönlichen Ernährungsweise gibt näher darüber Aufschluss, ob eine Übersäuerung vorhanden ist. Hierzu sollten Sie einfach die Mahlzeiten und alles, was zwischendurch über einen Tag verteilt an Nahrungsmitteln verzehrt wird, mit der Nahrungsmitteltabelle auf Seite 58 ff. vergleichen. Sie werden feststellen, dass vieles, von dem Sie annehmen, es handle sich um gesunde, für den Säure-Basen-Haushalt günstige Lebensmittel, in Wirklichkeit einen Säureüberschuss liefert. Dabei sollten wie bereits erläutert die säurebildenden Lebensmittel nicht vom Speiseplan gestrichen, sondern geschickt mit Basenlieferanten wie Obst, Gemüse und Salat im richtigen Mengenverhältnis kombiniert werden. So lässt sich über die richtige Ernährung von vornherein eine Übersäuerung vermeiden, und jede weitere diagnostische Maßnahme wird sich erübrigen.

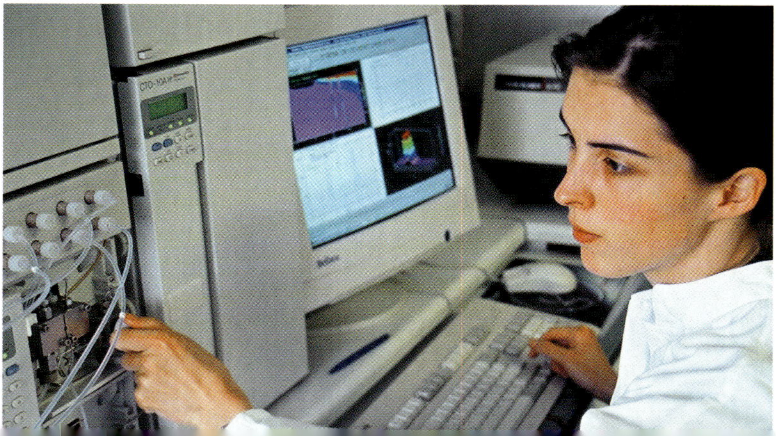

Analytische Methoden

Da die Niere maßgeblich an der Regulation des Säure-Basen-Haushalts beteiligt ist, lassen sich Änderungen des Säure-Basen-Status durch eine sinnvolle Urin-Analytik frühzeitig feststellen. Eine grobe Beurteilung des Säure-Basen-Status über eine pH-Messung im Urin ist allerdings nur möglich, wenn der Urin-pH regelmäßig und mehrmals täglich gemessen wird, die Nahrung standardisiert ist und zudem keine Erkrankungen der Niere vorliegen. Etwas anders ist die Situation bei Patienten mit Nierensteinleiden, bei denen zur Vorbeugung ein bestimmter Bereich des Urin-pH eingehalten werden muss (alkalisch bei Oxalat-, Harnsäure-, Cystin- oder Xanthinsteinen; etwas sauer bei Phosphatsteinen). Durch Änderungen der Ernährung oder Einnahme entsprechender Präparate lässt sich ein gewünschter pH einstellen.

Im folgenden werden die gängigen analytischen Methoden zur Bestimmung des Säure-Basen-Status beschrieben.

Meist wird der Einfachheit halber der Urin-pH mittels Indikatorpapier bzw. Teststäbchen (vgl. Seite 21 ff.) bestimmt. Aus einer Einmalmessung lässt sich allerdings kein Rückschluss auf die Säure-Basen-Balance ziehen, da lediglich die freie, aktuelle Säurekonzentration im Urin erfasst wird, nicht jedoch die mengenmäßig den deutlich größeren Anteil ausmachende gebundene Säure in Form von Ammoniumionen, die der pH-Indikator nicht erfasst. Außerdem unterliegt der Urin-pH permanenten Schwankungen zwischen pH 5 und 8 entsprechend dem sich ändernden Mengenverhältnis von Säuren und Basen im Laufe eines Tages. Diese Schwankungen sind stoffwechselbedingt und hängen von der zugeführten Nahrung sowie der körperlichen Aktivität ab.

Daher eignen sich als Hinweis nur mehrmalige Messungen des Urin-pH an ein oder mehreren Tagen hintereinander. Hierzu sollte darauf geachtet werden, dass zunächst der pH des ersten Morgenurins vor dem Frühstück (I) bestimmt wird und anschließend etwa 1 Stunde nach dem Frühstück (II) sowie kurz vor (III) und 1 Stunde nach dem Mittagessen (IV) und vor dem Schlafengehen (V) Messungen vorgenommen werden, also insgesamt mindestens fünfmal. Der pH wird dabei im Mittelstrahl des Urins bestimmt. Am besten trägt man die abgelesenen Ergebnisse in ein Diagramm (Abbildung Seite 78) ein und verbindet die Messpunkte eines Tages zu einer Linie. Liegen die Messpunkte I und III im sauren, II im neutralen und IV und V im basischen Bereich, spiegelt dies die natürlichen Basenfluten wieder, die nach den Mahlzeiten zeitversetzt im Urin feststellbar sind, und die Säure-Basen-Balance ist mehr oder weniger ausgewogen. Liegen hingegen die Messpunkte II zusammen mit IV und V im sauren Bereich, kann dies ein Hinweis auf eine Übersäuerung sein, da die physiologischen Basenfluten nicht mehr erkennbar sind.

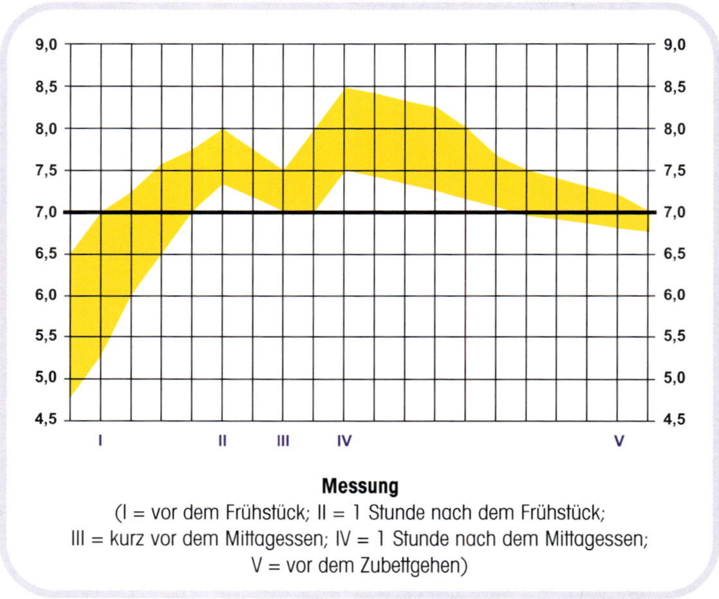

Diagramm zur Bestimmung des Urin-pH-Verlaufs an einem Messtag.
Es werden die Ergebnisse von fünf pH-Messungen (I–V) eingetragen. Die Werte liegen im Idealfall innerhalb der gelben Zone.

Neben dieser groben Schätzmethode lässt die Bestimmung der sogenannten Netto-Säure-Ausscheidung über einen Zeitraum von 24 Stunden wesentlich genauere Aussagen über die Säure-Basen-Bilanz zu. Hierzu wird der gesamte Urin über 24 Stunden gesammelt, und die Anteile von Säuren, Ammonium und Bikarbonat werden analytisch bestimmt und miteinander verrechnet. Als Ergebnis erhält man die über die Niere netto, das heißt innerhalb eines Tages effektiv ausgeschiedene Säuremenge, die Rückschlüsse auf den Säure-Basen-Status sowie den Zustand der Pufferreserven zulässt. Je höher die Netto-Säure-Ausscheidung ausfällt, desto höher ist die Säurebelastung des Organismus. Allerdings ist diese Methode bisher nur wenigen wissenschaftlichen Instituten vorbehalten und daher keine Routinemessung.

In der Naturheilkunde wird auch heute noch ein in den fünfziger Jahren von Friedrich Sander entwickeltes Verfahren angewendet, bei dem neben dem Urin-pH die Pufferkapazität des Harns mit fünf über den Tag verteilten Messungen bestimmt wird. Hierzu wird der Urin einem Titrationsverfahren mit Lauge und anschließend mit Säure unterworfen und aus der jeweils bis zur Neutralisation verbrauchten Menge an Säure und Base ein Quotient ermittelt. Das Tagesprofil eines auf diese Weise ermittelten Aziditätsquotienten (Abbildung unten) gibt durch Vergleich mit einem empirisch ermittelten Idealverlauf Hinweise auf eine Störung des Säure-Basen-Gleichgewichts. Auch diese Methode bedarf einer fachkundigen Interpretation durch einen naturheilkundlich ausgebildeten Arzt oder Heilpraktiker.

Abschließend soll an dieser Stelle noch eine Methode erwähnt werden, die von den Vertretern naturheilkundlicher Therapierichtungen zunehmend angewendet wird. Bei der Bestimmung der intrazellulären Basenpufferkapazität der roten Blutkörperchen nach der Methode von Jörgensen wird die Pufferkapazität von Blut und Plasma ebenfalls in einem Titrationsverfahren bestimmt. Unter Einbeziehung des Anteils der zellulären Bestandteile des Blutes lassen sich Aussagen zur Pufferkapazität der roten Blutkörperchen und damit über den möglichen Grad einer intrazellulären Übersäuerung treffen. Leider gibt auch diese Methode, wie die anderen, keinen Aufschluss über die Säurespeicherung im Bindegewebe oder die Belastung des Knochens.

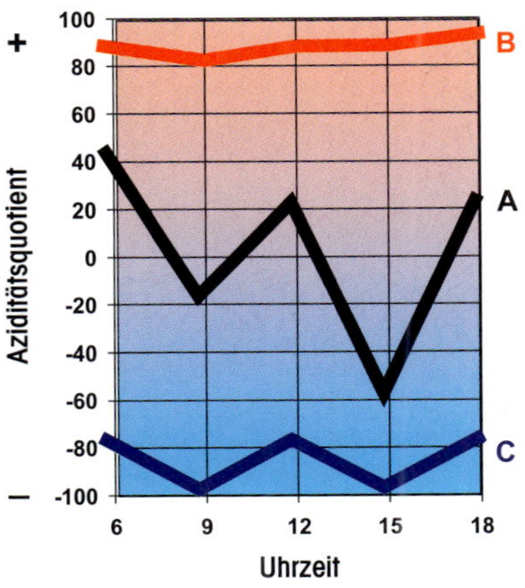

Urin-Titrationskurve nach Friedrich Sander. Bei dieser Methode wird der Aziditätsquotient des Urins durch Titration mit Säure und anschließend mit Lauge alle 3 Stunden über den Tag verteilt bestimmt und in das Diagramm eingetragen. Der Kurvenverlauf A entspricht dem normalen Verlauf, Kurve B zeigt einen Säureüberschuss und Kurve C einen Basenüberschuss an. Eine Verschiebung der Kurve A in den sauren Bereich (rot) bzw. basischen Bereich (blau) wird als Hinweis auf eine Störung des Säure-Basen-Gleichgewichts interpretiert.

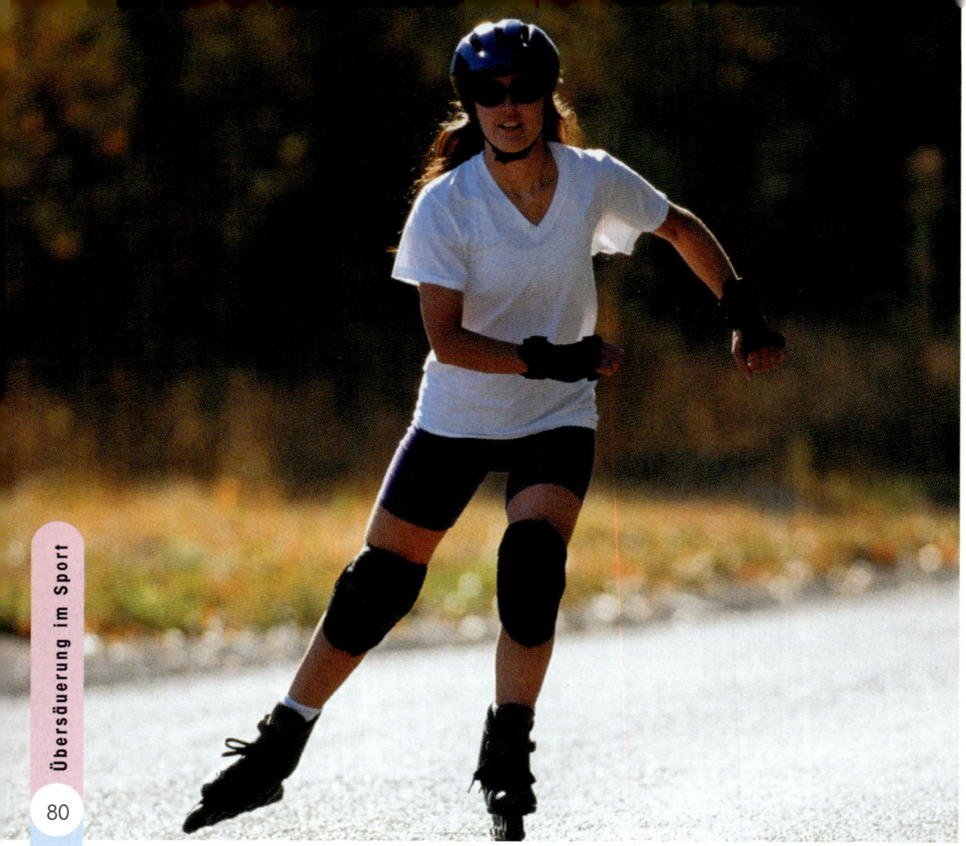

Übersäuerung im Sport

Voraussetzung für jede körperliche Arbeit ist ein reibungsloser Nachschub von Adenosintriphosphat (ATP); diese Substanz stellt unseren universellen Treibstoff dar. Die in den Muskelzellen gelagerten ATP-Mengen reichen bei starker Beanspruchung gerade für ein bis drei Muskelkontraktionen aus. Ist der Vorrat erschöpft, zapft die Zelle nach einer vorgegebenen Hierarchie unterschiedliche Energiequellen an. Zunächst greift sie auf einen Energie-Zwischenspeicher zurück, das Kreatinphosphat (KP). Mit dessen Hilfe regeneriert sie ATP aus dem Vorläufermolekül Adenosindiphosphat (ADP). Dauerleistungen vermag die Muskulatur nur dank zweier Stoffwechselmechanismen zu vollbringen. Beim einem verbrennt sie Traubenzucker (Glukose) sowie aus Fetten stammende Fettsäuren unter Sauerstoffverbrauch. Beim anderen baut sie Glukosemoleküle ohne

Sauerstoff, also «anaerob» (griechisch: ohne Sauerstoff), ab. Beide Prozesse laufen immer nebeneinander ab, allerdings auf unterschiedlich hohen Touren. Fließt mit dem Blut genug Sauerstoff heran, hat das aerobe System in den Kraftwerken der Zelle, den Mitochondrien, Vorfahrt. Im Zusammenspiel einer großen Zahl biochemischer Reaktionen werden dort Kohlenhydrate und Fettsäuren zu Kohlendioxid abgebaut. Der dabei freigesetzte Wasserstoff wird zu Wasser umgesetzt und die gewonnene Energie in Form von ATP gespeichert.

Verbraucht die Muskulatur mehr ATP als der aerobe Energiegenerator liefern kann, tritt der anaerobe Stoffwechsel – also die Energiegewinnung ohne Sauerstoff – in den Vordergrund: Die Zellen gewinnen ATP, indem sie Glukose über mehrere Zwischenstufen in das «Abfallprodukt» Milchsäure (Laktat) abbauen. Die benötigte Energie steht dabei schnell zur Verfügung, die Energieausbeute ist aber gering, da das Zuckermolekül nicht vollständig zerlegt wird. Die anfallende Milchsäure (Laktat) reichert sich in den Muskelfasern und schließlich im Blut an. Die Folge: Der Organismus wird buchstäblich sauer, die im Stoffwechsel unentbehrlichen Enzyme werden gehemmt – und dem Sportler werden die Beine schwer.

Aber auch im Bereich des außerhalb der Zellen liegenden Bindegewebes führt die Säure zu Veränderungen. Wie bereits beschrieben, verringert sich die Wasserbindung im Bindegewebe, wodurch die Elastizität der Strukturen beeinträchtigt wird. Kommt es nun zu zusätzlichen mechanischen Belastungen (wie z. B. zu einem Foul beim Fußball) so erhöht sich die Gefahr einer Verletzung, etwa eines Bänderrisses. Häufige Übersäuerungszustände, wie sie bei regelmäßigem intensivem Training auftreten können, erhöhen langfristig das Risiko für Knorpelschädigungen oder auch Knochenbrüche. Man spricht dann von Ermüdungsfrakturen.

Untersuchungen an Probanden zeigen, dass eine kurzfristige Belastung der Wadenmuskulatur bereits zu erheblichen Änderungen des extrazellulären pH führt (siehe Abbildung unten). Je intensiver die Belastung, desto stärker ausgeprägt ist die Ansäuerung. Nach 5 Minuten Belastung benötigt der Stoffwechsel sogar bei gesunden Versuchspersonen bis zu 30 Minuten, um den vorherigen pH wieder einzustellen. Dabei ist die Menge der verfügbaren Puffersubstanzen entscheidend. Wird vor der Belastung der Organismus z. B. durch die Einnahme von Citrat mit Puffersubstanzen aufgefüllt, so ist der Abfall des pH-Wertes wesentlich geringer. Hierin begründet sich auch die verbesserte Leistungsfähigkeit im Sport nach der Einnahme von basischen Supplementen.

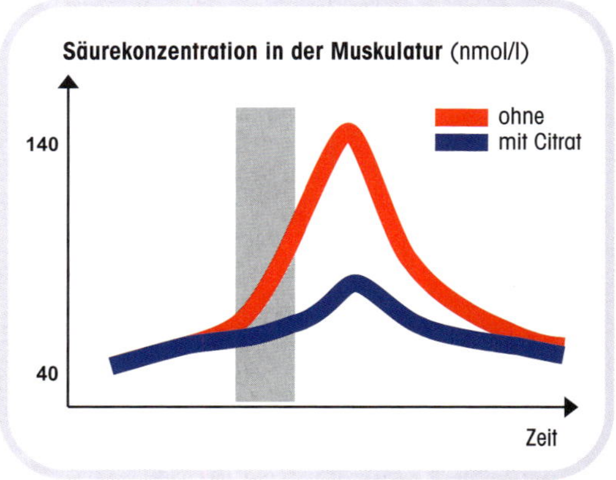

Säurekonzentration in der Muskulatur vor, während (graues Feld) und nach körperlicher Belastung. Der Anstieg der Säurekonzentration in der Muskulatur fällt mit Citrat deutlich geringer aus.

Häufig wird eine Übersäuerung nach körperlicher Belastung mit dem Phänomen des «Muskelkaters» in Verbindung gebracht. Der Muskelkater ist eine häufige Begleiterscheinung beim Training Ungeübter. Er tritt meistens einen Tag nach einer ungewohnten Belastung auf und verliert nach einigen Tagen seine schmerzhafte Wirkung. Was ist im Muskel passiert? Ein überbelasteter Muskel weist feine Risse (Mikrorupturen) in den Muskelfasern auf. Durch diese Risse dringt langsam Wasser ein, so dass sich nach einiger Zeit (24–36 Stunden) kleine Ödeme (Schwellungen) bilden. Die Muskelfaser schwillt durch das eindringende Wasser an und wird gedehnt. Der wahrgenommene Dehnungsschmerz ist der Muskelkater. Insofern ist der Muskelkater also keine direkte Folge der Übersäuerung; allerdings führt eine Übersäuerung durch die indirekten Effekte hinsichtlich der Wasserbindung im Bindegewebe zu einem erhöhten Risiko für Muskelkater.

Eine ausreichende Basenversorgung ist im Sportbereich vor allem dann von großer Bedeutung, wenn es wie z. B. im Krafttraining zu Muskelaufbau kommen soll. Die durch das Training ausgelöste Übersäuerung aktiviert muskelabbauende Mechanismen, also genau das Gegenteil von dem, was hätte erreicht werden sollen (vgl. Seite 43 f.). Ebenso wird der Körper durch die oft praktizierte erhöhte Eiweißzufuhr mit zusätzlicher Säure belastet. Deshalb sollte in diesem Fall unbedingt durch eine gleichzeitige hohe Basenzufuhr (etwa durch spezielle basische Sportmineralgetränke) die Pufferkapazität gesteigert werden.

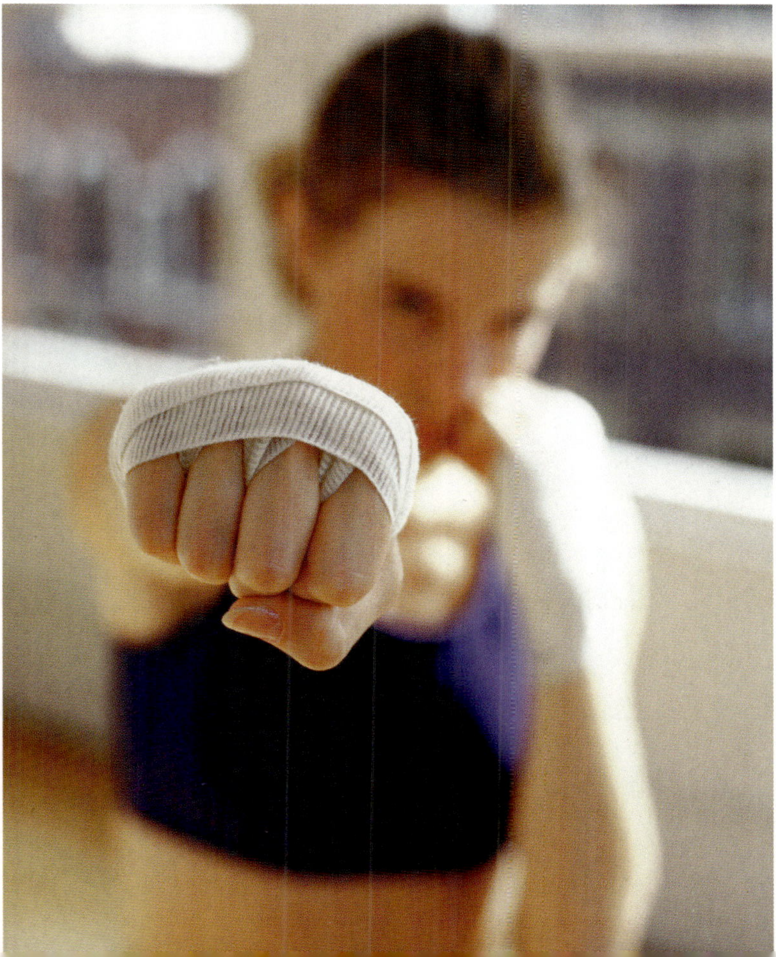

Praktische Tipps

Tipps zur ausgewogenen Ernährung

Um ein langfristig ausgewogenes Verhältnis zwischen Säuren und Basen zu bewahren, sollte Ihre Ernährung und Ihre Lebensweise im Einklang mit dem Säure-Basen-Haushalt stehen. Den wesentlichen Einfluss hat dabei die Ernährung, wie in den vorangegangenen Kapiteln immer wieder erläutert wurde. Und gerade hier liegt auch die größte Schwierigkeit: Nichts fällt uns schwerer als die Umstellung unserer täglichen Ernährungsgewohnheiten. Im Laufe der Jahre passt sich unser Geschmackssinn an einen bestimmten Speisezettel an, und die Vorlieben für Nahrungsmittel – ob gesund oder nicht – sind nur schwer zu verändern. Es empfiehlt sich daher, zunächst seine Ernährungsgewohnheiten kritisch zu überdenken und z. B. die in letzter Zeit verzehrten Lebensmittel mit der Säure-Basen-Nahrungsmitteltabelle auf Seite 58 ff. zu vergleichen. So bekommen Sie einen Eindruck, ob Ihre Ernährung eher säure- oder eher basenüberschüssig ist. Eine Umstellung auf mehr basenreiche Lebensmittel sollte langsam vollzogen werden, denn jede Änderung der Essgewohnheiten wird vom Stoffwechsel registriert, und dieser braucht Zeit, um sich an die neuen Bedingungen anzupassen. Einschneidende Veränderungen Ihres Ernährungsverhaltens, wie etwa Fastenkuren oder sehr einseitige Diäten, sollten Sie zuerst mit Ihrem Arzt besprechen.

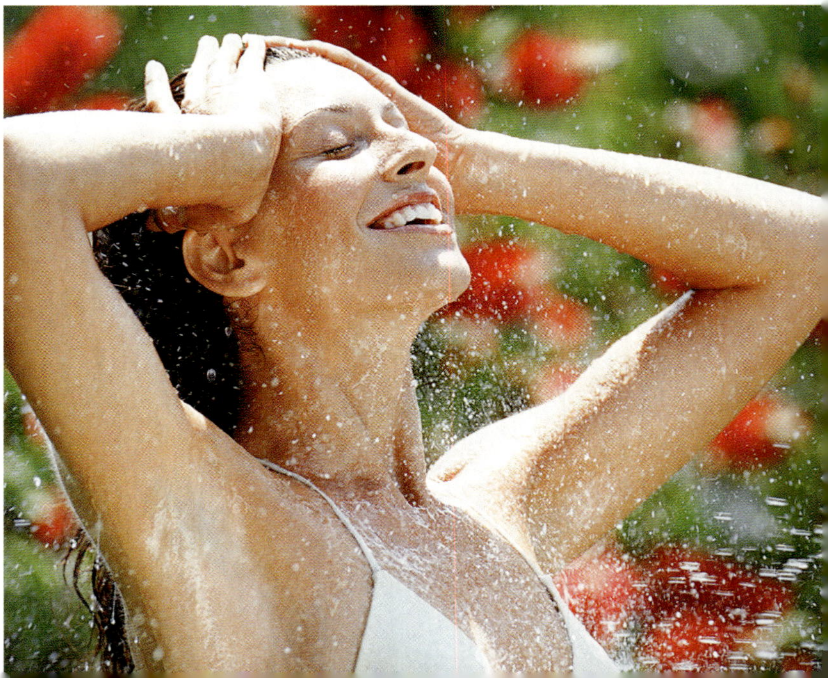

Eine basenreiche Kost setzt sich überwiegend aus pflanzlichen Lebensmitteln zusammen, die unsere Hauptbasenlieferanten sind. Durch Obst, Gemüse und Salat bekommen wir organische Mineral- und Spurenelementverbindungen, die sich günstig auf die Säure-Basen-Balance auswirken. Dabei kommt es entscheidend auf die tägliche Bilanz an, die wenn immer möglich einen leichten Basenüberschuss aufweisen sollte. Das heißt konkret, dass die in der Nahrungsmitteltabelle als säurebildend gekennzeichneten Lebensmittel zwar auch auf dem Speiseplan stehen sollten, jedoch sinnvoll dosiert und kombiniert mit Basenlieferanten.
Sie müssen also in keinem Fall auf die wichtigen Eiweißlieferanten Fleisch oder Fisch verzichten, aber Sie sollten darauf achten, diese Lebensmittel möglichst mit Gemüse und Salat zu kombinieren und weniger mit den eher als Säurebildner einzustufenden Sättigungsbeilagen wie Nudeln, Spätzle oder Reis. Denn diese Lebensmittel liefern schnell verfügbare Kohlenhydrate, die uns satt machen, jedoch leider zu wenig basische Mineralverbindungen aufweisen. Aber auch wenn diese vorhanden sind, kommt es aufgrund der Zubereitung oft zu erheblichen Verlusten, da die wasserlöslichen Mineralverbindungen in das Kochwasser übergehen und weggeschüttet werden. Dies gilt besonders für die so beliebte Kartoffel, die an sich basenbildend ist, durch Garen jedoch erheblich an Basenpotential einbüßt.

Um Ihren Körper bei der Entlastung von Säuren zu unterstützen, sollten Sie folgende Punkte beherzigen:

- Legen Sie Ihren Speiseplan bewusst fest. Nehmen Sie die Nahrungsmitteltabelle zur Hilfe.
- Essen Sie in Ruhe und kauen Sie gründlich. So werden wichtige Nährstoffe zum einen besser aufgenommen, und zum anderen wird bis zur Einstellung des Sättigungsgefühls weniger Nahrung verzehrt. Dies ist förderlich für die Figur.

Achten Sie auf eine ausreichende Flüssigkeitszufuhr von 2–3 Litern pro Tag, am besten in Form von Mineralwasser oder Fruchtsaftschorlen. Schadstoffe und saure Abbauprodukte des Stoffwechsels können so leichter ausgeschwemmt werden.

- Bewegen Sie sich regelmäßig entsprechend Ihrer persönlichen Kondition. Denn auch über den Schweiß kann Säure entfernt werden.
- Entsprechend trägt ein schweißtreibender Saunabesuch ebenfalls zur Entlastung des Säure-Basen-Haushalts bei.
- Die Ausscheidung von Säuren über die Haut kann auch durch ein Basenbad gefördert werden. Allerdings nicht öfter als ein- oder zweimal pro Monat, da hierbei auch der Säureschutzmantel der Haut entfernt wird.
- Vermeiden Sie übermäßige körperliche Anstrengungen sowie überflüssigen Stress. Lernen Sie, sich zu entspannen und Entspannungsübungen richtig anzuwenden. Denn auch das seelische Gleichgewicht wirkt sich positiv auf die Säure-Basen-Balance aus.

Wenn Sie das Gefühl haben, über die Ernährung allein den Ausgleich der Säurebelastung nicht zu schaffen, erhöhen Sie Ihre tägliche Zufuhr an basischen Mineralverbindungen, etwa durch Nahrungsergänzungen aus der Apotheke.

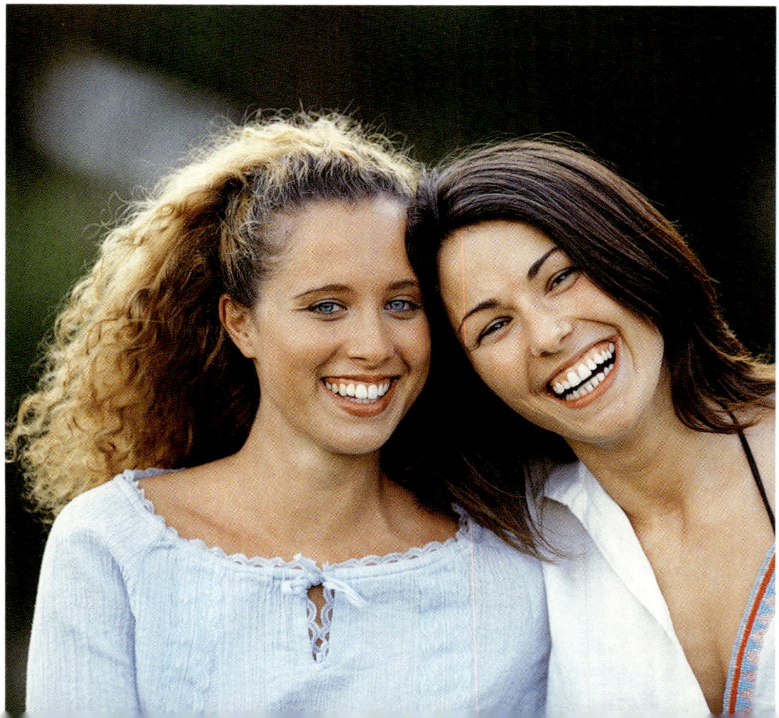

Abnehmen im Einklang mit dem Säure-Basen-Haushalt

Wer erfolgreich abnehmen und sich dabei trotzdem wohl fühlen möchte, sollte seinen Säure-Basen-Haushalt nicht vernachlässigen. Richtig abnehmen heißt auch, etwas für seine Gesundheit und Wohlbefinden zu tun, ohne dabei unnötig Kalorien zählen zu müssen. Bevor Sie sich jedoch zu einer Diät entschließen, sollten Sie darüber nachdenken, ob Sie überhaupt abnehmen müssen. Orientieren Sie sich dabei nicht an den oft unerreichbaren Schönheitsidealen der Werbung und Modeindustrie, sondern an Ihrem persönlichen Wohlfühlgewicht, mit dem Sie sich am leistungsfähigsten fühlen. Dieses Ziel realistisch festzulegen ist der erste entscheidende Schritt für den langfristigen Erfolg einer Diät. Zur medizinischen Beurteilung des Körpergewichts wird als Standard der Body-Maß-Index (BMI) verwendet. Sie können Ihren persönlichen BMI-Wert wie folgt errechnen:

$$\text{BMI} = \frac{\text{Körpergewicht (kg)}}{\text{Körpergröße (m)} \times \text{Körpergröße (m)}}$$

Das Ergebnis kann mit der folgenden Tabelle interpretiert werden. Der ideale BMI im mittleren Lebensalter sollte zwischen 19 und 25 liegen. Mit zunehmendem Alter darf der BMI allerdings etwas steigen, so dass bei 70-Jährigen Werte bis 29 tolerierbar sind. Beachten Sie bitte, dass es sich hierbei um eine grobe Einschätzung handelt und weitere Untersuchungen eines Arztes vonnöten sind, um eine definitive Zuordnung treffen zu können.

kg/m^2	
< 19	Untergewicht
19–24	Normalgewicht
25–30	Übergewicht
30–40	Fettsucht
> 40	starke Fettsucht

Das richtige Gewicht sorgt für mehr Lebensfreude und Viltalität und hat auch große Vorteile für die Gesundheit. Herz-Kreislauf-Erkrankungen wie Bluthochdruck und Arteriosklerose, aber auch Diabetes, Gicht, Rücken- und Gelenkbeschwerden werden nachgewiesenermaßen durch deutliches Übergewicht gefördert.

Das Ziel von Diäten zur Gewichtsreduktion ist es, insgesamt weniger zu essen und dadurch mehr körpereigenes Fett zu verbrennen. Aufgrund der eingeschränkten Nahrungszufuhr fehlt zwangsläufig auch die mit der Nahrung zugeführte Menge an basischen Mineralverbindungen, die wir für die Säure-Basen-Balance benötigen. Um erfolgreich abzunehmen, muss daher eine zusätzliche Säurebelastung durch die entsprechende Basenzufuhr kompensiert werden. Das Abnehmen fällt so leichter und die Ausscheidung von sauren Stoffwechselabfallprodukten wird gefördert. Ganz entscheidend tragen hierzu die basenbildenden Lebensmittel wie Obst und Gemüse bei! Bei einigen Diäten wie z. B. der berühmten Atkins-Diät ist jedoch gerade Obst nahezu verboten, wodurch sich eine erhebliche Belastung des Säure-Basen-Haushalts ergibt.

Das Konzept jeder Diät zur Gewichtsreduktion sollte darauf beruhen, dass trotz erhöhter Säurebelastung während des Abnehmens der Säure-Basen-Haushalt im Gleichgewicht bleibt! Dieses Gleichgewicht zwischen Säuren und Basen ist notwendig, damit Stoffwechsel und Verdauung für die Regulation des Körpergewichts optimale Voraussetzungen haben. Die aufgrund der gesteigerten Fettverbrennung zusätzlich gebildete Säure sollte also möglichst durch ein ausreichendes Angebot an Basen kompensiert werden.

Für erfolgreiches Abnehmen sind körperliche Aktivitäten wie etwa Spazierengehen, Schwimmen oder Radfahren natürlich ebenso wichtig. 20–30 Minuten körperliche Bewegung jeden Tag reichen völlig aus – wichtig ist, dass Sie sich regelmäßig bewegen.

Richtiges Abnehmen bedeutet auch, seine Ernährungs- und Lebensgewohnheiten zu überdenken. Hier wichtige Tipps, die Sie beim Abnehmen beachten sollten.

- Kombinieren Sie eiweißreiche Lebensmittel wie Fleisch und Fisch mit großen Portionen Gemüse, Salat bzw. Obst.
- Seien Sie zurückhaltend bei Sättigungsbeilagen (Nudeln, Reis, Weißbrot).
- Verzichten Sie weitgehend auf Süßigkeiten und gehärtete Fette (Kekse, Kuchen, Snacks).

- Versuchen Sie, Fertiggerichte und Kantinenessen zu reduzieren und wo immer es geht durch Gemüse, Obst und magere Milchprodukte zu ersetzen. So entlasten Sie Ihren Säure-Basen-Haushalt und bekommen gleichzeitig ausreichend Vitalstoffe wie Vitamine, Mineralstoffe und Spurenelemente.
- Essen Sie nur, wenn Sie wirklich Hunger verspüren, und versuchen Sie sich einen festen Tagesrhythmus für Ihre Mahlzeiten anzugewöhnen. Wenn Sie Langeweile verspüren, sollten Sie sich nicht durch Essen ablenken, sondern einen Ausflug mit dem Fahrrad machen, joggen oder spazieren gehen.
- Nehmen Sie sich Zeit zum Essen. Durch langsames und ruhiges Essen können Sie Völlegefühl und Magendrücken vermeiden. Ein Sättigungsgefühl stellt sich dann schon bei kleineren Mahlzeiten ein. Und essen Sie nicht zu spät am Abend.
- Trinken Sie viel, jeden Tag mindestens 2–3 Liter Mineralwasser. Zur Abwechslung können auch Kräuter- und Früchtetees sowie ungezuckerte Fruchtsaftschorlen oder Gemüsesäfte getrunken werden. Die hohe Flüssigkeitszufuhr ist notwendig, damit die überschüssigen Säuren und Abbauprodukte leichter über die Niere ausgeschwemmt werden können. Außerdem trägt die Flüssigkeitszufuhr zu einem schnelleren Sättigungsgefühl bei.

Die meisten Gemüse- und Obstsorten gehören zu den Basenbildnern der Extra-Klasse. Deshalb darf bei der Säure-Basen-Diät unbegrenzt Obst und Gemüse, dafür aber relativ wenig Fleisch und Fisch gegessen werden. Auch Brot und Getreideprodukte werden eher sparsam verwendet. Hingegen sind frische Milchprodukte wie Kefir, Molke und Buttermilch nahezu «säure-basen-neutral» und daher erlaubt.

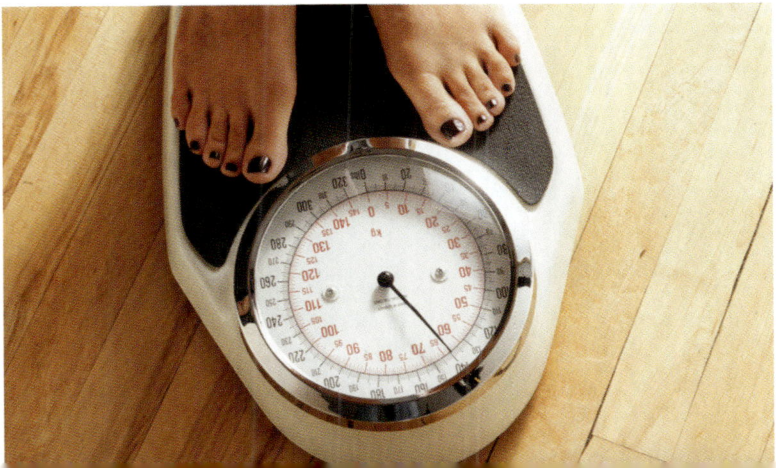

Neue Ernährungstheorien

Wir möchten Ihnen an dieser Stelle kurz eine Ernährungsempfehlung vorstellen, die nach derzeitigem Kenntnisstand nicht nur eine günstige Nährstoffversorgung gewährleistet und das Gleichgewicht zwischen Säuren und Basen bewahrt, sondern auch der immer stärker zunehmenden Verbreitung von gesundheitlichen Schäden durch Übergewicht entgegenwirkt. Es geht dabei um eine Ernährung mit niedrigem Kohlenhydratanteil bzw. eine Ernährung, die einen niedrigen glykämischen Index aufweist. Der glykämische Index beschreibt die Wirkung eines kohlenhydrathaltigen Lebensmittels auf den Blutzuckerspiegel. Charakteristisch für diese Form der Ernährung ist eine niedrige Blutzuckerwirkung der Lebensmittel, d. h. der Blutzuckeranstieg bleibt aus. Dadurch wird die durch die Ausschüttung von Insulin hervorgerufene Gegenregulation abgeschwächt und der Insulinspiegel im Blut bleibt relativ niedrig. Dies beugt einer unerwünscht starken Kalorienspeicherung, die durch Insulin ausgelöst wird, vor.

Die LOGI-Pyramide (LOGI = Low Glycemic Index) setzt die Ernährungsbotschaft optisch um.

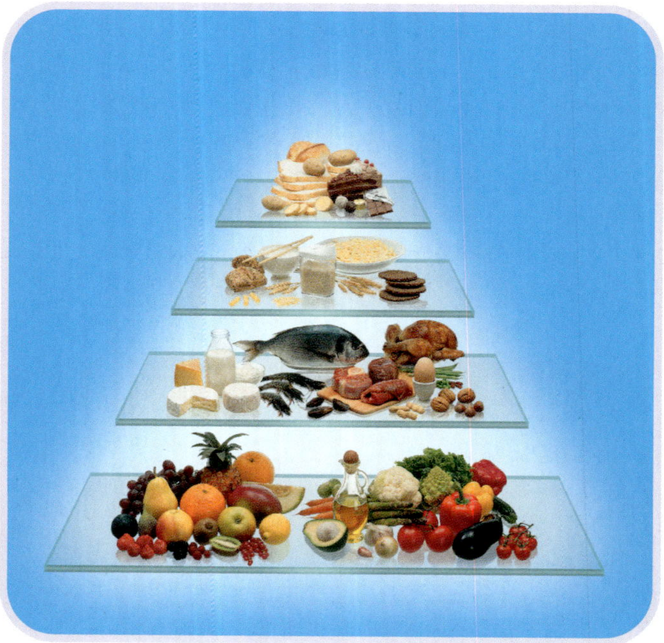

Die LOGI-Ernährungspyramide aus dem Buch «Glücklich und Schlank» von Dr. Nicolai Worm.

Basis dieser Ernährung sind stärkefreies bzw. stärkearmes Obst, Gemüse und Salate. Obst kann reichlich gegessen werden; ideal sind auch die verschiedenen Beerensorten. Von sehr süßen Früchten sollten allerdings nur kleine Portionen genascht werden, da hier der Zucker bzw. der Kohlenhydratanteil entsprechend hoch ist. Salate und stärkearme bzw. ballaststoffreiche Gemüse kann man täglich reichlich essen. Empfohlen werden mindestens 3 Portionen Gemüse, ergänzt durch 2 Portionen Obst pro Tag. Oliven- und Rapsöl werden in moderaten Mengen als Fettquelle empfohlen. Die Eiweißlieferanten Fisch, Geflügel, Fleisch, Eier, Milch bzw. Milchprodukte, Nüsse und Hülsenfrüchte können täglich – allerdings in moderaten Mengen – in jede Mahlzeit eingebaut werden. Bei Fleisch und Fleischwaren die fettarmen Varianten bevorzugen. Bei Milch und Milchprodukten die normalfetten (3,5 %) bevorzugen, die besonders fettreichen und sahnehaltigen Produkte meiden.

Vollkornprodukte (Vollkornbrot, Müsli, Kekse usw.), Reis und Teigwaren (Nudeln usw.) sollten nur in Maßen gegessen werden. Nur selten bzw. so wenig wie möglich sollten Brot und Backwaren aus raffiniertem Mehl (Weißmehl), aber auch Kartoffeln, Süßwaren und sämtliche mit Zucker gesüßten Getränke verzehrt werden.

Kohlenhydratarmes Gemüse und Obst liefern bei der LOGI-Methode nicht nur wertvolle Mikronährstoffe und sekundäre Pflanzeninhaltsstoffe, sondern stellen auch trotz eines relativ hohen Anteils eiweiß- und fetthaltiger Lebensmittel eine ausreichende Basenzufuhr sicher.

Diese Form der Ernährung ist für Personen mit Normalgewicht empfehlenswert, die dauerhaft gesund und schlank bleiben wollen. Und ebenso für alle Personen mit mehr oder weniger stark ausgeprägtem Übergewicht, um das überflüssige Körpergewicht zu reduzieren.

Basische Nahrungsergänzungsmittel

Obwohl mittlerweile eine Vielzahl von basischen Mineralstoffpräparaten zum Ausgleich des Säure-Basen-Haushalts angeboten werden, sollte das oberste Ziel immer eine geeignete Umstellung der Ernährung mit dem Schwerpunkt auf basenreichen Nahrungsmitteln sein. Da die Änderung der Gewohnheiten jedoch nicht immer leicht fällt, kann eine Nahrungsergänzung mit entsprechenden Produkten durchaus sinnvoll sein. Das Angebot an basischen Nahrungsergänzungsmitteln, die man vorzugsweise in der Apotheke kauft, umfasst anorganische Mineralstoffmischungen z. B. auf Karbonat- bzw. Bikarbonatbasis sowie Zubereitungen aus organisch gebundenen, meist auf Citratbasis hergestellten Mineralstoffen.

Gegenüber den organischen Salzen wie den Citraten, weisen Karbonate und Bikarbonate als Basenpräparate gewisse Nachteile auf. Gelangen sie in den Magen, werden sie durch die Magensäure sofort neutralisiert. Eine entsprechende Menge an Salzsäure wird dann im Magen nachproduziert. Wie beschrieben (Seite 32 ff.), gelangt dabei gleichzeitig eine äquivalente Menge Bikarbonat auf die Blutseite. Da dieser Prozess relativ schnell abläuft, wird ein Teil des Bikarbonats direkt in der Niere zur Ausscheidung von Säure verwendet – der pH des Urins verändert sich dadurch zum Alkalischen hin. Dadurch geht jedoch auch schnell ein Teil des basischen Effekts verloren, und das Bindegewebe etwa wird von diesen Basen nicht mehr durchspült. Bei der Verwendung von Präparaten mit Karbonaten bzw. Bikarbonaten ist zusätzlich zu beachten, dass das im Magen gebildete Kohlendioxid zu unangenehmem Aufstoßen führen kann. Die Pufferung der Magensäure kann außerdem zu einer Beeinträchtigung der Verdauung und damit zu einer verminderten Bioverfügbarkeit bestimmter Nährstoffe führen. Daher sollten Karbonat- bzw. Bikarbonat-Zubereitungen nicht vor den Mahlzeiten eingenommen werden.

Als Basenpräparate sind deshalb Verbindungen vorzuziehen, die die Basen so zuführen, wie sie auch in Lebensmitteln vorzufinden sind. Günstig sind dabei vor allem die Salze der Zitronensäure (Citrate). Im Magen haben diese Basenpräparate kaum einen puffernden Effekt; der basische Effekt kommt vielmehr dadurch zum Tragen, dass die Citrate im Darm resorbiert und anschließend im Stoffwechsel abgebaut werden. Der basische Effekt verteilt sich so über einen längeren Zeitraum und ist damit wesentlich besser geeignet, abgelagerte Säure etwa aus dem schlecht durchbluteten Bindegewebe zu entfernen. Basenpräparate auf Citratbasis bilden zudem bei Kontakt mit der Magensäure kein Kohlendioxid und sind auch geschmacklich die bessere Alternative, worauf es besonders bei längerer Einnahme dieser Produkte ankommt. Darüber hinaus konnte auch gezeigt werden, dass bei der Verwendung von Citraten die Bioverfügbarkeit der Mineralstoffe Calcium und Magnesium deutlich verbessert wird.

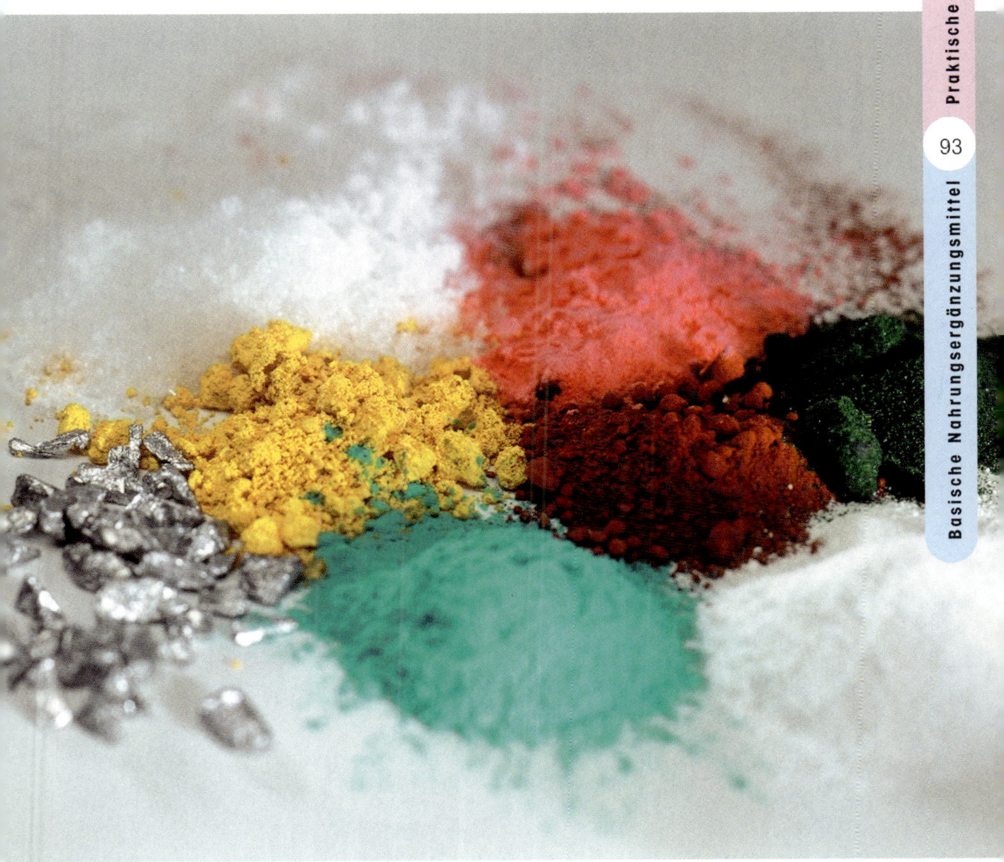

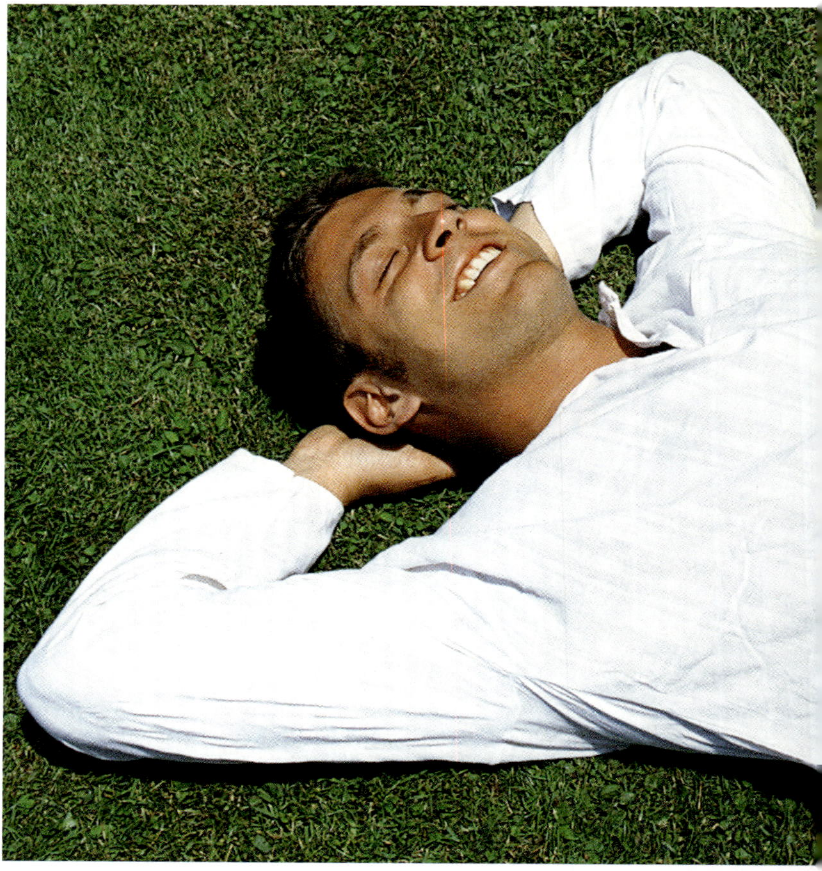

Schlusswort

Seit mehr als 100 Jahren findet der Säure-Basen-Haushalt in Medizin und Ernährungswissenschaft Beachtung. Für einige Zeit geriet jedoch das Wissen über die Bedeutung des Säure-Basen-Gleichgewichts für die Gesundheit in den Hintergrund, da keine einfachen diagnostischen Methoden existierten, den Säure-Basen-Status zu bestimmen. Besonders die Auswirkungen der Ernährung auf den Säure-Basen-Haushalt werden seit vielen Jahren kontrovers diskutiert. Akute Entgleisungen des Säure-Basen-Haushalts lassen sich durch den Verzehr bestimmter Nahrungsmittel nicht erzeugen. Hingegen sind die für die Gesundheit langfristig schädlichen Auswirkungen einer chronischen Übersäuerung bei eingeschränkter Nierenfunktion, Diabetes mellitus oder Gicht heute unbestritten.

In den vergangenen Jahren sind die Erkenntnisse über den Säure-Basen-Haushalt erheblich angewachsen. Dadurch lassen sich die bisher auf dem Erfahrungsschatz der Naturheilkunde basierenden Erkenntnisse über die positiven Effekte eines ausgeglichenen Säure-Basen-Haushalts nunmehr auch wissenschaftlich belegen. Eine ernährungsbedingte chronische Übersäuerung wird aufgrund der gezeigten Kompensationsmechanismen keine massiven Änderungen des Blut-pH hervorrufen. Dennoch führt diese Kompensation zwangsläufig zum Verbrauch körpereigener Basenreserven und damit u. a. zum Verlust von Knochensubstanz. Dies trifft umso mehr zu, wenn die Säurebelastung langfristig besteht. Eine Beeinträchtigung des Muskelproteinstoffwechsels und der Struktur und Funktion des Bindegewebes sind weitere negative Folgen der körpereigenen Kompensation, wodurch auch degenerativen Erkrankungen wie Arthrose oder Rheuma Vorschub geleistet wird. Es entspricht also durchaus modernem Wissen, durch Vermeidung einer Übersäuerung den Stoffwechsel positiv zu beeinflussen und so den typischen Zivilisationskrankheiten entgegenzuwirken.

Unsere Vorfahren in der Steinzeit verzehrten eine Kost, die trotz hoher Anteile an tierischem Eiweiß durch einen Überschuss an Basen charakterisiert war. Im Gegensatz dazu ist die Ernährung heute durch große Mengen säurebildender Nährstoffe geprägt. Sauer wirkende Lebensmittel wie Proteine und Getreideprodukte haben inzwischen den größten Anteil auf unserem Speisezettel. Die natürlichen Basenlieferanten wie Obst, Gemüse und Salat hingegen kommen deutlich zu kurz.

Dieses Buch soll Sie dazu anregen, durch eine vernünftige Auswahl von Lebensmitteln das Säure-Basen-Gleichgewicht zu wahren. Damit können Sie einen wesentlichen Beitrag zum Erhalt Ihrer Gesundheit leisten.

Weiterführende Informationen und Literatur

Internet

www.saeure-basen-forum.de

(Sammlung wissenschaftlicher Arbeiten zum Säure-Basen-Haushalt)

Buchempfehlung

Vormann Jürgen, Goedecke Thomas, Bänziger Erika:

Harmonisch zum Säure-Basen-Gleichgewicht.

Edition Fona, Lenzburg 2003. ISBN: 3-03780-139-5

Das Buch gibt einen kurzen Einstieg in die Säure-Basen-Thematik und hat einen umfangreichen Rezeptteil mit Vorschlägen für schmackhafte, den Säure-Basen-Haushalt entlastende Menüs.

Literatur

Ausführliche Hintergrundinformationen zur Physiologie des Säure-Basen-Haushalts finden Sie in allen einschlägigen medizinischen Fachbüchern. Die folgenden wissenschaftlichen Arbeiten wurden in der vorliegenden Ausgabe berücksichtigt:

Alexy U, Remer T, Manz F, Neu CM, Schoenau E: Long-term protein intake and dietary potential renal acid load are associated with bone modeling and remodeling at the proximal radius in healthy children. Am J Clin Nutr 2005; 82:1107–1114.

Alpern RJ, Sakhaee K: The clinical spectrum of chronic metabolic acidosis. Homeostatic mechanisms produce significant morbidity. Am J Kidney Disease 1997; 29:291-302 (siehe Abbildung Seite 44).

Anemueller H: Die Bedeutung des Säure-Basen-Haushaltes in der Naturheilkunde. Die Heilkunst 1992; 39–46.

Atwood CS, Moir RD, Huang X, Scarpa RC, Bacarra NM, Romano DM, Hartshorn MA, Tanzi RE, Bush AI: Dramatic aggregation of Alzheimer abeta by Cu(II) is induced by conditions representing physiological acidosis. J Biol Chem 1998; 273:12817–12826.

Ball D, Maughan RJ: Blood and urine acid–base status of premenopausal omnivorous and vegetarian women. Br J Nutr 1997; 78:683–693.

Bushinsky DA, Frick KK: The effects of acid on bone. Curr Opin Nephrol Hypertens 2000; 9:369–379 (siehe Abbildungen Seiten 61 und 62).

Cordain L, Eaton SB, Sebastian A, Mann N, Lindeberg S, Watkins BA, O'Keefe JH, Brand-Miller J: Origins and evolution of the Western diet: health implications for the 21st century. Am J Clin Nutr 2005; 81:341–354.

Cseuz RM, Bender T, Vormann J: Alkaline mineral supplementation for patients with rheumatoid arthritis. Rheumatology 2005; 44 (Supplement 1):i79 (siehe Abbildung Seite 70).

Farr M, Garvey K, Bold AM, Kendall MJ, Bacon PA: Significance of the hydrogen ion concentration in synovial fluid in rheumatoid arthritis. Clin Exp Rheumatol 1985; 3:99–104.

Frassetto L, Morris RC, Sebastian A: Effect of age on blood acid–base composition in adult humans: role of age-related renal functional decline. Am J Physiol 1996; 271: F1114–1122 (siehe Abbildung Seite 43).

Frassetto L, Sebastian A: Age and systemic acid–base equilibrium: analysis of published data. J Gerontol 1996; 51A: B91–B99.

Frassetto L, Morris RC, Sebastian A: Potassium bicarbonate reduces urinary nitrogen excretion in postmenopausal women. J Clin Endocrin Metab 1997; 82:254–259.

Frassetto L, Todd, KM, Morris RC, Sebastian A: Estimation of net endogenous noncarbonic acid production in humans from diet potassium and protein content. Am J Clin Nutr 1998; 68:576–583.

Frassetto LA, Todd KM, Morris RC Jr., Sebastian A: Worldwide incidence of hip fracture in elderly women: relation to consumption of animal and vegetable foods. J Gerontol 2000; 55A:M585–M592 (siehe Abbildung Seite 53).

Frick KK, Bushinsky DA: Metabolic acidosis stimulates RANKL RNA expression in bone through a cyclo-oxygenase-dependent mechanism. J Bone Miner Res 2003; 18:1317–1325 (siehe Abbildung Seite 63).

Giannini S, Nobile M, Sartori L, Dalle Carbonare L, Ciuffreda M, Corro P, D'Angelo A, Calo L, Crepaldi G: Acute effects of moderate dietary protein restriction in patients with idiopathic hypercalciuria and calcium nephrolithiasis. Am J Clin Nutr 1999; 69:267–271.

Greenleaf JE, Looft-Wilson R, Wisherd JL, McKenzie MA, Jensen CD, Whittam JH: Pre-exercise hypervolemia and cycle ergometer endurance in men. Biol Sport 1997; 14:103–114.

Grinspoon SK, Baum HBA, Kim V, Coggins C, Klibanski A: Decreased bone formation and increased mineral dissolution during acute fasting in young women. J Clin Endocrin Metab 1995; 80:3628–3633.

Lemann, J Jr, Litzow JR, Lennon EJ: The effects of chronic acid loads in normal man: Further evidence for the participation of bone mineral in the defense against chronic metabolic acidosis. J Clin Invest 1966; 45: 1608–1614.

Lutz J: Calcium balance and acid–base status of women as affected by increased protein intake and by sodium bicarbonate ingestion. Am J Clin Nutr 1984; 39:281–288.

Macdonald HM, New SA, Golden MH, Campbell MK, Reid DM: Nutritional associations with bone loss during the menopausal transition: evidence of a beneficial effect of calcium, alcohol, and fruit and vegetable nutrients and of a detrimental effect of fatty acids. Am J Clin Nutr 2004; 79:155–165.

Macdonald HM, New SA, Fraser WD, Campbell MK, Reid DM: Low dietary potassium intakes and high dietary estimates of net endogenous acid production are associated with low bone mineral density in premenopausal women and increased markers of bone resorption in postmenopausal women. Am J Clin Nutr 2005; 81:923–933.

Marangella M, Di Stefano M, Casalis S, Berutti S, D'Amelio P, Isaia GC: Effects of potassium citrate supplementation on bone metabolism. Calcif Tissue Int 2004; 74:330–335.

Marsh AG, Sanchez, TV, Michelsen O, Chaffee FL, Fagal, SM: Vegetarian lifestyle and bone mineral density. Am J Clin Nutr 1988; 48:837–841.

Maurer M, Riesen W, Muser J, Hulter HN, Krapf R: Neutralization of Western diet inhibits bone resorption independently of K intake and reduces cortisol secretion in humans. Am J Physiol Renal Physiol 2003; 284:F32–F40.

McCarty MF: Acid–base balance may influence risk for insulin resistance syndrome by modulating cortisol output. Med Hypotheses 2005; 64:380–384.

New SA, Bolton-Smith C, Grubb DA, Reid DM: Nutritional influences on bone mineral density: A cross-sectional study in premenopausal women. Am J Clin Nutr 1997; 65:1831–1839.

New SA, MacDonald HM, Campbell MK, Martin JC, Garton MJ, Robins SP, Reid DM: Lower estimates of net endogenous non-carbonic acid production are positively associated with indexes of bone health in premenopausal and perimenopausal women. Am J Clin Nutr 2004; 79:131–138 (siehe Abbildung Seite 65).

Oopik V, Saaremets I, Medijainen L, Karelson K, Janson T, Timpmann S: Effects of sodium citrate ingestion before exercise on endurance performance in well trained college runners. Br J Sports Med 2003; 37:485–489.

Rae C, Scott RB, Thompson CH, Kemp GJ, Dumughn I, Styles P, Tracey I, Radda G.: Is pH a biochemical marker of IQ? Proc. R. Soc. London 1996; B 263, 1061–1064.

Reddy ST, Wang CY, Sakhaee K, Brinkley L, Pak CY: Effect of low-carbohydrate high-protein diets on acid–base balance, stone-forming propensity, and calcium metabolism. Am J Kidney Dis 2002; 40:265–274.

Remer T, Manz F: Potential renal acid load (PRAL) of foods and its influence on urine pH. Am Diet Assoc 1995; 95:791–797.

Remer T, Dimitriou T, Manz F: Dietary potential renal acid load and renal net acid excretion in healthy, free-living children and adolescents. Am J Clin Nutr 2003; 77:1255–1260.

Sander FF: Der Säure-Basen-Haushalt des menschlichen Organismus und sein Zusammenspiel mit dem Kochsalzkreislauf und Leberrhythmus. Hippokrates Verlag, Stuttgart, 1953 (siehe Abbildung Seite 79).

Sebastian A, Frassetto LA, Sellmeyer DE, Merriam RL, Morris RC Jr.: Estimation of the net acid load of the diet of ancestral preagricultural Homo sapiens and their hominid ancestors. Am J Clin Nutr. 2002; 76:1308–1316 (siehe Abbildung Seite 16).

Sebastian A, Harris ST, Ottaway JH, Todd KM, Morris RC Jr: Improved mineral balance and skeletal metabolism in postmenopausal women treated with potassium bicarbonate. N Engl J Med 1994; 330:1776–1781.

Sellmeyer DE, Stone KL, Sebastian A, Cummings SR: A high ratio of dietary animal to vegetable protein increases the rate of bone loss and the risk of fracture in postmenopausal women. Am J Clin Nutr 2001; 73:118–122.

Shave R, Whyte G, Siemann A, Doggart L: The effects of sodium citrate ingestion on 3,000-meter time-trial performance. J Strength Cond Res 2001;15:230–234.

Street D, Nielsen JJ, Bangsbo J, Juel C: Metabolic alkalosis reduces exercise-induced acidosis and potassium accumulation in human skeletal muscle interstitium. J Physiol 2005; 566:481–489 (siehe Abbildung Seite 82).

Tucker KL, Hannan MT, Chen H, Cupples LA, Wilson PW, Kiel DP: Potassium, magnesium, and fruit and vegetable intakes are associated with greater bone mineral density in elderly men and women. Am J Clin Nutr 1999; 69:727–736.

Vormann J, Worlitschek M, Goedecke T, Silver B: Supplementation with alkaline minerals reduces symptoms in patients with chronic low back pain. J Trace Elem Med Biol 2001; 15:179–183 (siehe Abbildung Seite 68).

Wachman A, Bernstein DS: Diet and Osteoporosis. Lancet 1968; 958–959.

Weiss RE, Gorn A, Dux S, Nimni ME: Influence of high protein diets in cartilage and bone formation in rats. J Nutr 1981; 111:804–816.

Witasek A, Traweger C, Gritsch P, Kogelnig R, Trötscher G: Einflüsse von basischen Mineralsalzen auf den menschlichen Organismus unter standardisierten Ernährungsbedingungen. Erfahrungsheilkunde 1996; 45:477–488.

Glossar

alkalisch basisch

Alkalose Medizinischer Fachbegriff für einen Basenüberschuss in Blut und Gewebe, das einen pH oberhalb von 7,45 aufweist.

Alzheimer-Erkrankung Die Alzheimer-Erkrankung ist eine fortschreitende Demenz-Erkrankung (aus dem Lateinischen von «demens» – verwirrt) des Gehirns, die vorwiegend im Alter auftritt und mit einer Abnahme der Gehirn und Gedächtnisleistung einhergeht.

Aminosäuren Bausteine der Eiweiße. Aminosäuren besitzen stickstoffhaltige Aminogruppen und eine Säuregruppe.

Amyloidose Als Amyloidose bezeichnet man die Anreicherung von abnorm veränderten Ablagerungen aus Eiweißen außerhalb der Zellen. Amyloidose ist keine einzelne Krankheit, sondern ein krankhafter Ablagerungsprozess, der von unterschiedlichen Stoffwechseldefekten ausgelöst wird und – je nach betroffenem Organ – zu verschiedenen chronischen Erkrankungen führen kann.

anaerobe Glykolyse Gewinnung von Energie in Form von ATP aus Glukose ohne Beteiligung von Sauerstoff. Als Abbauprodukt entsteht Milchsäure (Laktat).

anorganisch Überwiegend aus anderen Elementen als Kohlenstoff, Sauerstoff und Wasserstoff aufgebaute chemische Verbindungen, z. B. Natriumchlorid (Kochsalz).

Anthropologie Die Anthropologie (aus dem Griechischen von «anthropos» – Mensch und «logos» – Lehre) ist die Wissenschaft vom Menschen und von der Menschheit.

Apatit Schwer lösliche komplexe Verbindung aus Calcium und Phosphat, die Bestandteil der Mineralsubstanz des Knochens und der Zahnhartsubstanz ist.

ATP Adenosintriphosphat

Azidose, chronische Medizinischer Fachbegriff für eine Übersäuerung. Als chronische (latente) Azidose wird der Zustand bezeichnet, wenn der Blut- und Gewebe-pH innerhalb des Normbereichs von 7,35 – 7,45 zum Sauren hin verschoben ist und gleichzeitig die Pufferkapazitäten reduziert sind. Eine respiratorische Azidose wird durch eine Funktionsstörung der Lunge hervorgerufen, eine metabolische Azidose durch eine Funktionsstörung der Nieren.

Base Als Base wird eine Verbindung bezeichnet, die in wässriger Lösung Wasserstoffionen (Protonen, H^+) aus der Umgebung aufnimmt.

Basenflut Anflutung des bei der Bildung der Magensäure in den Belegzellen der Magenschleimhaut gleichzeitig entstehenden basischen Natriumbikarbonats im Blut. Die Basenfluten treten jeweils kurz nach den Mahlzeiten auf.

Belegzellen Bestandteil der für die Magensaftsekretion zuständigen Drüsen in der Magenschleimhaut. Belegzellen bilden Salzsäure und andere Bestandteile des Magensaftes.

Bikarbonat (HCO_3^-) Überall im Organismus innerhalb und außerhalb von Zellen vorkommende Base und Bestandteil des wichtigen Bikarbonat-Puffers. Die Reaktion mit Wasserstoffionen ergibt Kohlensäure, die zu Wasser und Kohlendioxid zerfällt.

Bilanz Begriff aus der Buchhaltung. In Bezug auf den Säure-Basen-Haushalt ist die innerhalb eines Tages insgesamt zugeführte und im Körper gebildete Säure abzüglich aller zugeführten und gebildeten Basen gemeint.

Bindegewebe Das Binde- oder Stützgewebe füllt die Räume zwischen den Organen aus, ist also ein Füllgewebe. Es umhüllt Organe und durchzieht diese als Gerüstgewebe zur Aufrechterhaltung dreidimensionaler Formen. Die Grundsubstanz des Bindegewebes reguliert auch den Stoffaustausch zwischen den Zellen und dem Blut sowie anderen Körperflüssigkeiten.

Bioverfügbarkeit Kenngröße, die die Geschwindigkeit und das Ausmaß beschreibt, in dem ein Wirkstoff aus einer Arzneimittelzubereitung (z. B. aus einer Tablette oder Kapsel) im Darm aufgenommen wird und am Wirkort (etwa im Blut) zur Verfügung steht.

Blutplasma Blutflüssigkeit

Dissoziation Dissoziation bedeutet Zerfall oder Spaltung und bezeichnet die Aufspaltung von Salzen in positiv geladene Kationen und negativ geladene Anionen (s. Ionen).

Elektrolyte Geladene Moleküle oder Ionen in einer Lösung, die den elektrischen Strom leiten.

Endorphine Kurzform für «endogene Morphine», vom Körper selbst produzierte, schmerzhemmende Substanzen.

Enzyme	Enzyme sind Eiweiße, die in allen Lebewesen vorkommen und als Katalysatoren die biochemischen Reaktionen ermöglichen bzw. beschleunigen.
Evolution	Die Entwicklungsgeschichte eines Lebewesens als Vorgang der allmählichen, kontinuierlichen und gerichteten Veränderung. Unter dem Einfluss von Mutationen (Erbgutveränderungen), Selektion (natürliche Auslese), Isolation (Vereinzelung) und anderen Faktoren entwickeln sich Lebewesen.
extrazellulär	Den äußeren Bereich einer Zelle betreffend. Dieser Bereich umfasst Körperflüssigkeiten wie das Blutplasma, die Lymphe, die Gehirnflüssigkeit usw. und alle Räume außerhalb von Zellen, also auch das Zwischengewebe.
extrazelluläre Matrix	Die extrazelluläre Matrix ist der zwischen den Zellen verankerte Gewebeanteil. Die extrazelluläre Matrix kommt grundsätzlich in allen vier Grundgewebetypen (Epithel-, Muskel-, Nerven- sowie Binde- und Stützgewebe) vor, allerdings ist sie besonders im Binde- und Stützgewebe bestimmend für die Eigenschaften der jeweiligen Gewebeart und vorwiegend aus Proteoglykanen aufgebaut.
Fließgleichgewicht	Fließgleichgewicht ist ein Gleichgewicht, das durch fortlaufende Regelung hergestellt und aufrechterhalten wird. Es handelt sich um einen dynamischen Zustand, mit der Tendenz, nach jeder Störung zum Ursprungszustand zurückzufinden und sich so selbst zu erhalten. Ein anderer Ausdruck dafür kommt aus dem Griechischen: Homöostase.
Gastritis	Schmerzhafte Entzündung der Magenschleimhaut, die mit Krämpfen einhergehen kann.
Hämoglobin	Eisenhaltiger roter Blutfarbstoff in den roten Blutkörperchen.
Harnsäure	Stickstoffhaltige organische Säure, die beim Abbau von Zellen entsteht und auch im Stoffwechsel aus mit der Nahrung aufgenommenen Purinen anfällt und mit dem Urin ausgeschieden wird. Harnsäure kann in hohen Konzentrationen im Bindegewebe auskristallisieren und zur Gicht führen.
intrazellulär	Den inneren Bereich einer Zelle betreffend.
Ionen	Ionen sind geladene Teilchen. Man unterscheidet positiv geladene Ionen (Kationen, z. B. Calcium-Ion = Ca^{2+}) und negativ geladene Ionen (Anionen, z. B. Citrat, der Säurerest der Zitronensäure)

Kohlendioxid Farb- und geruchloses Gas, das leicht in Wasser löslich ist und bei der Zellatmung von Mensch und Tier sowie bei der biochemischen Verbrennung kohlenstoffhaltiger Substanzen und beim Zerfall von Bikarbonat entsteht. Kohlendioxid wird über die Lunge abgeatmet.

Kohlenhydrate Aus Kohlenstoff, Wasserstoff und Sauerstoff aufgebaute Nährstoffgruppe, die zu den Grundnährstoffen zählt. Dazu gehören die vor allem in pflanzlichen Lebensmitteln vorkommenden Zucker- und Stärkearten und die meisten Ballaststoffe.

Kollagen Gerüsteiweiß im Bindegewebe zwischen den Zellen.

Komplexbildner Komplexbildner sind Verbindungen, die stabile Komplexe bilden können, besonders mit Metallen oder anderen Mineralien. Komplexe sind Verbindungen, in denen ein zentrales Atom von mehreren anderen Atomen, Ionen oder Molekülen in räumlich regelmäßiger Anordnung umgeben ist.

Logarithmus, dekadischer Mathematische Bestimmung einer Hochzahl, mit der ein Zahlenwert als Potenz dargestellt werden kann. Der dekadische Logarithmus hat dabei als Basis immer die Zahl 10. Beispiel: $10^x = 1000$, welche Hochzahl zur Basis 10 ergibt 1000? $x = \log 1000 = 3$.

Mikroorganismen Bakterienkulturen als Bestandteil unserer Darmflora.

Milliäquivalent Ein Äquivalent ist eine Stoffmengeneinheit. Der tausendste Teil davon wird als Milliäquivalent bezeichnet.

Netto-Säureausscheidung Effektiv über die Niere ausgeschiedene Menge an freien und gepufferten Säuren unter Einbeziehung von freien Wasserstoffionen (H^+), Ammoniumionen und organischen Säuren. Die Netto-Säureausscheidung wird in der Regel auf den gesamten innerhalb von 24 Stunden gesammelten Urin bezogen. Sie entspricht nicht der mit Hilfe der pH-Messung erfassbaren freien Wasserstoffionen-Konzentration, sondern geht wesentlich darüber hinaus.

Nierensteine Feste Ablagerungen, die sich in der Niere bilden. Der medizinische Begriff ist Nephrolithiasis. Am häufigsten sind die sogenannten Calciumoxalat-Nierensteine, die aus Calcium und Oxalsäure bestehen. Bei einem Nierensteinleiden kann ein Stein aus der Niere in Richtung Harnleiter geschwemmt werden und diesen verstopfen, was zu Entzündungen und Nierenkoliken führen kann.

organisch Aus den Elementen Kohlenstoff, Sauerstoff und Wasserstoff aufgebaute chemische Verbindungen, z. B. Zitronensäure.

Osteoblasten Den Knochen aufbauende Zellen.

Osteoklasten Den Knochen abbauende Zellen.

Osteoporose Erkrankung des Skeletts mit Verminderung der Knochenmasse und qualitativer Verschlechterung der Mikroarchitektur des Knochengewebes (Knochenaufweichung) und deshalb erhöhtem Risiko für Knochenbrüche.

Pepsin Eiweißspaltendes Enzym im Magensaft.

pH-Wert Der pH-Wert ist der negative dekadische Logarithmus der Wasserstoffionen-Konzentration, die als mol H^+/Liter berechnet wird. Je kleiner der pH-Wert, desto saurer die Lösung.

Physiologie Die Physiologie (aus dem Griechischen von «phýsis» – Natur und «lógos» – Lehre, Vernunft) befasst sich mit den physikalischen, biochemischen und informationsverarbeitenden Funktionen der Lebewesen.

PRAL Potenzielle Säurebelastung der Niere («potential renal acid load») in Milliäquivalent/100 g, die durch den Verzehr von 100 g eines Lebensmittels hervorgerufen wird.

Protein Andere Bezeichnung für Eiweiß. Eiweiße sind aus Aminosäuren aufgebaut.

Proteoglykane Proteoglykane sind eine Klasse von Zucker-Eiweiß-Bausteinen und wichtiger Bestandteil der extrazellulären Matrix. Sie bestehen aus einem Kernprotein, das Seitenketten aus Glykosaminoglykanen gebunden hat. Proteoglykane sind negativ geladen und mit einer Hülle aus Wassermolekülen umgeben.

Pufferkapazität Fähigkeit des Organismus, Änderungen der absoluten Säure- bzw. Basenkonzentration zu kompensieren, ohne dass sich dabei der pH-Wert ändert. Dieser Fähigkeit sind natürliche Grenzen gesetzt. Die maximal pufferbare Säure- bzw. Basenmenge, die noch keine pH-Änderungen bewirkt, entspricht der Pufferkapazität.

Purine Purine sind Bausteine der Nukleinsäuren, die u. a. die Erbinformation im Zellkern kodieren. Purine sind vor allem in Innereien enthalten. Beim Menschen werden sie zu Harnsäure abgebaut und über die Nieren ausgeschieden.

Reflux-Ösophagitis Entzündliche Erkrankung der Speiseröhre, die durch chronisches Sodbrennen als Folge einer unzureichenden Funktion des Magenschließmuskels verursacht wird.

Rheumatoide Arthritis («Rheuma») Autoimmunerkrankungen. Bei der rheumatoiden Arthritis richtet sich das Immunsystem gegen körpereigene Strukturen in den Gelenken und zerstört diese.

Salz Treffen Säuren und Basen in einer Lösung aufeinander, so heben sich ihre Wirkungen – je nach Stärke der beiden Reaktionspartner – mehr oder weniger auf. Bei dieser als Neutralisation bezeichneten Reaktion entsteht ein Salz und Wasser. Salzsäure und Natronlauge etwa ergeben Wasser und Kochsalz.

Salzsäure Bestandteil des Magensaftes, der für den niedrigen pH von 1–5 sorgt. Die Salzsäure im Magen aktiviert das eiweißspaltende Enzym Pepsin und tötet Bakterien und Pilze in der Nahrung ab.

Säure Als Säure wird eine Verbindung bezeichnet, die in wässriger Lösung Wasserstoffionen (Protonen, H^+) an die Umgebung abgibt.

Sodbrennen Aufsteigen des sauren Magensaftes oder Speisebreis in die Speiseröhre, das begleitet wird von Schmerzen in der Magengrube und in der Brust. Daher die englische Bezeichnung «heart burn» («Herzbrennen»).

Stoffwechsel Gesamtheit aller fortwährend ablaufenden Vorgänge in den Zellen und im Organismus zur Umwandlung von Stoffen und Energie. Die permanenten Auf- und Abbauprozesse dienen der Aufrechterhaltung der normalen Körperfunktionen und liefern die zum Leben nötige Energie.

Titration Maßanalyse zur Bestimmung der Säureausscheidung.

Zitronensäure In pflanzlichen Lebensmitteln natürlich vorkommende Säure, die als Zusatz auch zur Konservierung und als Säuerungsmittel in der Lebensmittelverarbeitung verwendet wird. Die Salze der Zitronensäure heißen Citrate.

Register

A

Abnahme (Gewichts-) 54f, 87f
ADP (Adenosindiphosphat) 80
Alkalose 41
Alkohol 34f
Alzheimer-Krankheit 72f
Amyloidose 72f
anaerob 36, 69, 81
Apatit 61, 62
Arthritis 69f
Arthrose 95
Atmung 29f, 39
ATP (Adenosintriphosphat) 80
Aufstoßen, saures 34, 92
Azidose 40, 54f

B

Ballaststoffe 36, 91
Bänder 46, 66f, 81
Bänderriss 81
Basenbad 86
Basenfluten 33, 78
Basenpräparate 65, 68, 70, 73f, 92f
Bier 35
Bindegewebe 25, 31, 33, 46, 66ff, 74f, 79, 81f, 92f, 95
Blut 24f, 28ff, 33ff, 38ff, 43, 45f, 50, 57, 62, 66, 73f, 79, 81, 87, 90, 92f, 95
BMI (Body-Maß-Index) 87
Brushit 72
Buttermilch 89

C

Calcium 17, 21, 44f, 49, 52, 54, 56f, 61ff, 65, 71f, 93
Cellulite 75
Cystein 48, 64

D

Darm 24, 32, 36ff, 50, 57, 93
Demenz 73
Diabetes 74, 87, 94
Diät 54f, 73ff, 84, 87ff

E

Eiweiß (s. auch Protein) 25, 32, 34ff, 43, 46, 48, 52, 54, 56, 64ff, 72, 83, 85, 91, 95
Endorphine 70
Enzyme 17, 25, 32, 36, 81
Essigsäure 26, 49, 56

F

Fasten 54f, 84
Fertiggerichte 89
Fisch 85, 88f, 91
Fleisch 85, 88f, 91
Flüssigkeitszufuhr 86, 89
Fruchtsäfte 35, 55, 86, 89

G

Gastritis 33
Gelenk 24, 46f, 67, 69f, 74, 76, 87
Gemüse 41, 47ff, 52ff, 65, 74f, 85, 88f, 91, 95
Gicht 74, 87, 94
Glukose 48, 69, 80f

H

Harnsäure 39, 72, 74, 77
Heilfasten s. Fasten
Herz 55, 73, 87
Hexenschuss 68

I

Indikatorpapier 23, 39, 77

K

Kaffee 34f
Kakao 71
Kalium 35, 49ff, 56f, 71f
Kauen 32, 37, 85
Knochen 31, 42, 44ff, 52ff, 61ff, 81, 95
Knochenbrüche 52f, 63, 81
Knorpel 46, 66ff, 81
Kohlenhydrate 36, 54, 81, 85, 88, 90f
Kollagen 46, 61
Körpergewicht 34, 37, 54f, 76, 87f, 90f
Kreatinphosphat 80

L

Lackmus 22f
Laktate s. Milchsäure
Leber 24
Logarithmus 22
LOGI-Pyramide 90f
Lunge 25, 28ff, 38ff

M

Magnesium 17, 45, 49, 56f, 61f, 72, 93
Matrix, extrazelluläre 66, 73, 82
Medikamente 33, 70
Mehrfachzucker 66
Methionin 48, 64
Milch, Milchprodukte 15, 65, 88ff
Milchsäure 49, 56, 69, 81
Mineralstoffe 17, 28f, 35f, 41, 44f, 49f, 52, 56f, 61, 62, 66, 85f, 88f, 92f
Molke 89
Muskelkater 82

N

Nahrungsergänzungsmittel 55, 86, 92
Nahrungsmitteltabelle 58f
Natrium 32, 49, 56f
Naturheilkunde 67, 79, 95
Nerven 46, 73
Netto-Säureausscheidung 30, 78
Nieren 28, 30, 39ff, 57, 62, 71, 71f, 77, 85, 94
Nierensteine 44f, 71f, 77

O

Obst 15, 41, 48ff, 52ff, 65, 74f, 85, 88ff, 91, 95
Osteoblasten 62f
Osteoklasten 62f
Osteoporose 44, 63ff
Oxalate 44, 71f, 77

P
Pepsin 34
pH-Messung 23, 39, 77ff
PRAL-Verfahren 57
Protein (s. auch Eiweiß) 15, 17, 28f, 48, 52, 54, 56, 72f, 95
Proteoglykane 46, 66f
Puffer, Pufferung 26ff, 36, 38, 40ff, 54, 62, 66ff, 69, 72, 74, 78f, 82f, 92f
Purine 74

R
Rhabarber 71
Rheuma 69f, 76, 95
Rücken 68, 76, 87

S
Salat 48f, 55f, 65, 74f, 85, 91, 95
Sauna 86
Sehnen 46, 66f
Schweiß 31, 86
Sodbrennen 13, 34f
Speichel 24, 32, 50
Spinat 71
Sport 72, 78ff, 88
Stress 34, 55, 86
Struvit 72

T
Tee 55, 89
Titration 79

U
Übergewicht 34, 37, 87, 90f
Urin 24, 39, 43ff, 57, 71f, 74, 77ff, 92

V
Vitamin(e) 36, 65, 71, 85

W
Wein 12, 35
Weinsäure 49, 56
Wirbelsäule 68
Wurstwaren 88

Z
Zigaretten 34f
Zitronensäure 44, 49ff, 56, 93
Zuckerkrankheit s. Diabetes

Für einzelne Nahrungsmittel vgl. die Nahrungsmitteltabelle auf den Seiten 58, 59 und 60.

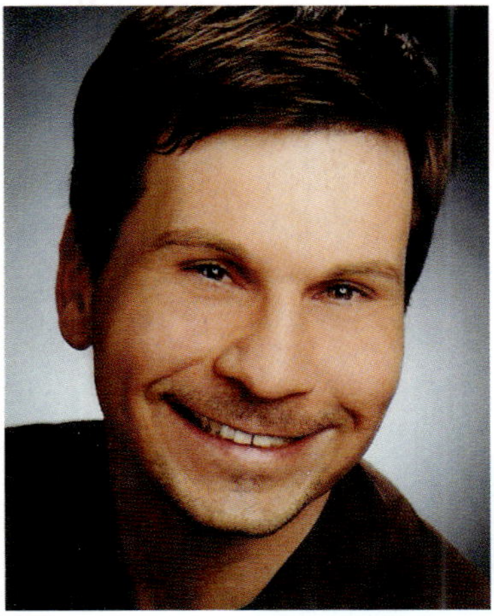

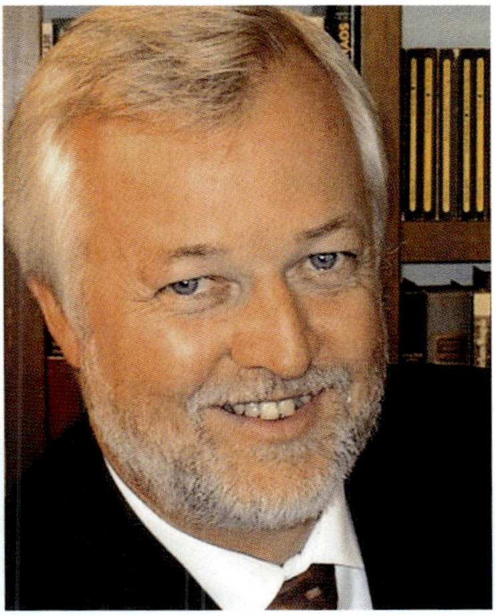

Dr. rer. nat. Thomas Goedecke, geboren 1968, studierte Pharmazie an der Ludwig-Maximilians-Universität in München und erhielt 1995 die Approbation als Apotheker. 1997 Promotion im Fachbereich «Pharmazeutische Biologie» am Institut für Pharmakologie und Toxikologie der Technischen Universität München. Als Wissenschaftler ist er heute für die pharmazeutische Industrie tätig und Koautor von Fachpublikationen und Buchtiteln. Sein Arbeitsgebiet umfasst neben Mineralstoffen und Spurenelementen die Pathophysiologie des Säure-Basen-Haushalts.

Prof. Dr. rer. nat. Jürgen Vormann, geboren 1953, studierte Ernährungswissenschaft an der Universität Hohenheim, Stuttgart und promovierte im Fach «Pharmakologie und Toxikologie der Ernährung». Die Habilitation und Venia Legendi für das Fach Biochemie erlangte er im Institut für Molekularbiologie und Biochemie am Universitätsklinikum Benjamin Franklin der Freien Universität Berlin und wurde dort zum Professor ernannt.
Hauptarbeitsgebiete sind Biochemie und Pathophysiologie von Mineralstoffen, Spurenelementen und Vitaminen, Säure-Basen-Haushalt.
Mehr als 200 Publikationen in wissenschaftlichen Zeitschriften, Monographien und Lehrbüchern.
Prof. Vormann leitet das Institut für Prävention und Ernährung (IPEV) in Ismaning bei München.